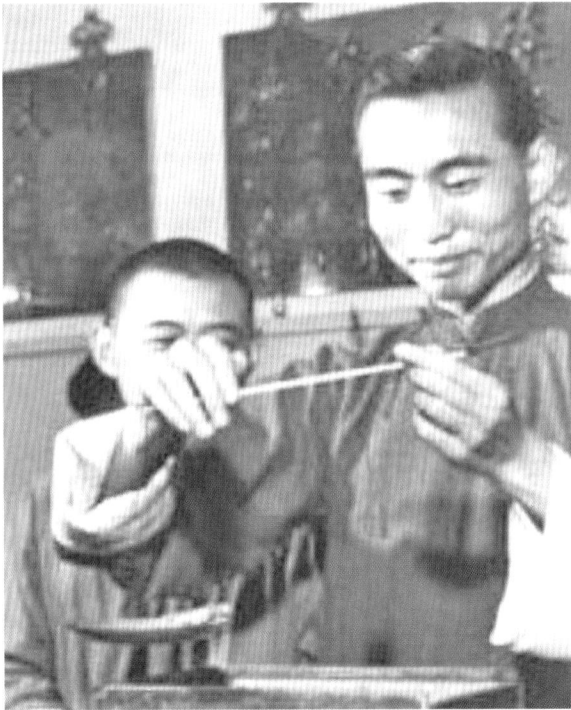

沈仲圭

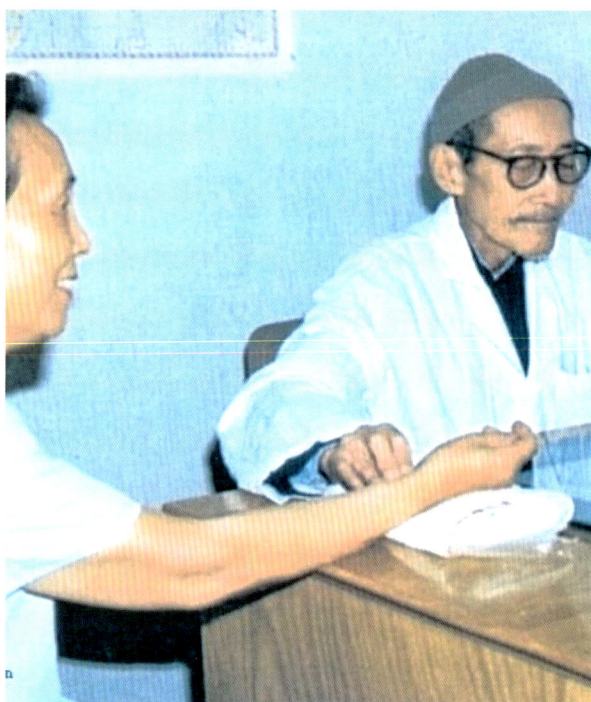

沈仲圭为患者诊病

沈仲圭

川派中医药名家系列丛书

国家出版基金项目
NATIONAL PUBLICATION FOUNDATION

常德贵　主编

中国中医药出版社
·北　京·

图书在版编目（CIP）数据

川派中医药名家系列丛书.沈仲圭/常德贵主编.—北京：中国中医药出版社，2018.12（2021.5 重印）

ISBN 978-7-5132-4982-9

Ⅰ.①川… Ⅱ.①常… Ⅲ.①沈仲圭—生平事迹 ②中医临床—经验—中国—现代 Ⅳ.① K826.2 ② R249.7

中国版本图书馆 CIP 数据核字（2018）第 102045 号

中国中医药出版社出版

北京经济技术开发区科创十三街 31 号院二区 8 号楼

邮政编码 100176

传真 010-64405721

廊坊市祥丰印刷有限公司印刷

各地新华书店经销

开本 710×1000 1/16 印张 11 彩插 0.5 字数 180 千字

2018 年 12 月第 1 版 2021 年 5 月第 2 次印刷

书号 ISBN978 - 7 - 5132 - 4982 - 9

定价 49.00 元

网址 www.cptcm.com

社 长 热 线 010-64405720

购 书 热 线 010-89535836

维 权 打 假 010-64405753

微信服务号 zgzyycbs

微商城网址 https://kdt.im/LIdUGr

官 方 微 博 http://e.weibo.com/cptcm

天猫旗舰店网址 https://zgzyycbs.tmall.com

如有印装质量问题请与本社出版部联系（010-64405510）

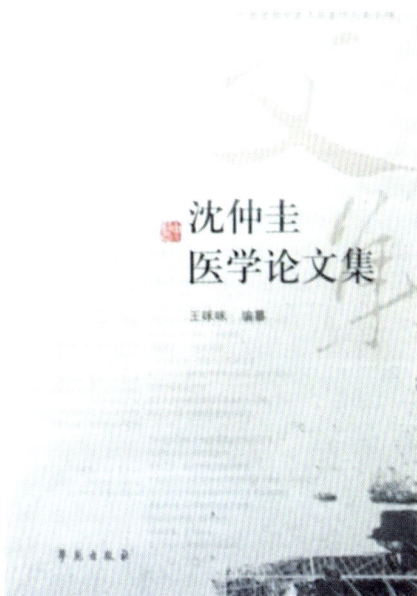

医学著作：《沈仲圭医学论文集》

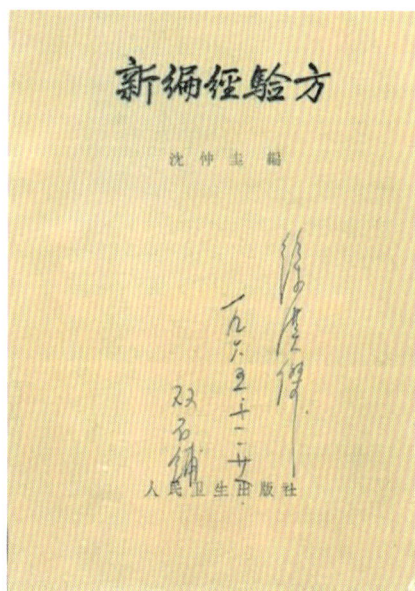

沈仲圭著作：《新编经验方》

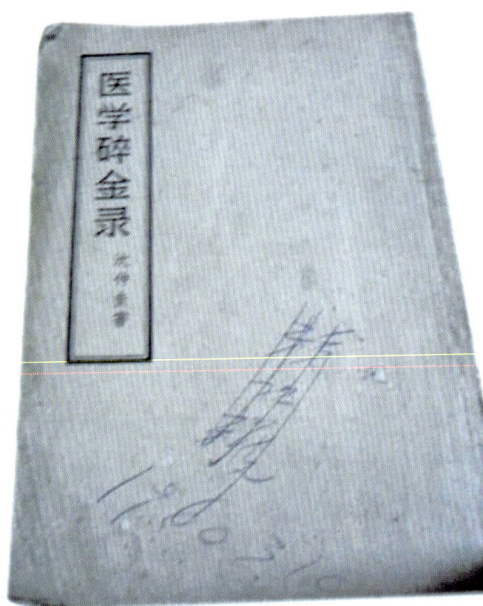

沈仲圭著作：《医学碎金录》

总序————————加强文化建设，唱响川派中医

四川，雄居我国西南，古称巴蜀，成都平原自古就有天府之国的美誉，天府之土，沃野千里，物华天宝，人杰地灵。

四川号称"中医之乡、中药之库"，巴蜀自古出名医、产中药，据历史文献记载，自汉代至明清，见诸文献记载的四川医家有 1000 余人，川派中医药影响医坛 2000 多年，历久弥新；川产道地药材享誉国内外，业内素有"无川（药）不成方"的赞誉。

医派纷呈　源远流长

经过特殊的自然、社会、文化的长期浸润和积淀，四川历朝历代名医辈出，学术繁荣，医派纷呈，源远流长。

汉代以涪翁、程高、郭玉为代表的四川医家，奠定了古蜀针灸学派。郭玉为涪翁弟子，曾任汉代太医丞。涪翁为四川绵阳人，曾撰著《针经》，开巴蜀针灸先河，影响深远。1993 年，在四川绵阳双包山汉墓出土了最早的汉代针灸经脉漆人；2013 年，在成都老官山再次出土了汉代针灸漆人和 920 支医简，带有"心""肺"等线刻小字的人体经穴髹漆人像是我国考古史上首次发现，应是迄今

我国发现的最早、最完整的经穴人体医学模型，其精美程度令人咋舌！又一次证明了针灸学派在巴蜀的渊源和影响。

四川山清水秀，名山大川遍布。道教的发祥地青城山、鹤鸣山就坐落在成都市。青城山、鹤鸣山是中国的道教名山，是中国道教的发源地之一，自东汉以来历经 2000 多年，不仅传授道家的思想，道医的学术思想也因此启蒙产生。道家注重炼丹和养生，历代蜀医多受其影响，一些道家也兼行医术，如晋代蜀医李常在、李八百，宋代皇甫坦，以及明代著名医家韩懋（号飞霞道人）等，可见丹道医学在四川影响深远。

川人好美食，以麻、辣、鲜、香为特色的川菜享誉国内外。川人性喜自在休闲，养生学派也因此产生。长寿之神——彭祖，号称活了 800 岁，相传他经历了尧舜夏商诸朝，据《华阳国志》载，"彭祖本生蜀"，"彭祖家其彭蒙"，由此推断，彭祖不但家在彭山，而且他晚年也落叶归根于此，死后葬于彭祖山。彭祖山坐落在成都彭山县，彭祖的长寿经验在于注意养生锻炼，他是我国气功的最早创始人，他的健身法被后人写成《彭祖引导法》；他善烹饪之术，创制的"雉羹之道"被誉为"天下第一羹"，屈原在《楚辞·天问》中写道："彭铿斟雉，帝何飨？受寿永多，夫何久长？"反映了彭祖在推动我国饮食养生方面所做出的贡献。五代、北宋初年，著名的道教学者陈希夷，是四川安岳人，著有《指玄篇》《胎息诀》《观空篇》《阴真君还丹歌注》等。他注重养生，强调内丹修炼法，将黄老的清静无为思想、道教修炼方术和儒家修养、佛教禅观会归一流，被后世尊称为"睡仙""陈抟老祖"。现安岳县有保存完整的明代陈抟墓，有陈抟的《自赞铭》，这是全国独有的实物。

四川医家自古就重视中医脉学，成都老官山出土的汉代医简中就有《五色脉诊》（原有书名）一书，其余几部医简经初步整理暂定名为《敝昔医论》《脉死候》《六十病方》《病源》《经脉书》《诸病症候》《脉数》等。学者经初步考证推断极有可能为扁鹊学派已经亡佚的经典书籍。扁鹊是脉学的倡导者，而此次出土的医书中脉学内容占有重要地位，一起出土的还有用于经脉教学的人体模型。唐代杜光庭著有脉学专著《玉函经》3卷，后来王鸿骥的《脉诀采真》、廖平的《脉学辑要评》、许宗正的《脉学启蒙》、张骥的《三世脉法》等，均为脉诊的发展做出了贡献。

昝殷，唐代四川成都人。昝氏精通医理，通晓药物学，擅长妇产科。唐大中年间，他将前人有关经、带、胎、产及产后诸症的经验效方及自己临证验方共378首，编成《经效产宝》3卷，是我国最早的妇产科专著。加之北宋时期的著名妇产科专家杨子建（四川青神县人）编著的《十产论》等一批妇产科专论，奠定了巴蜀妇产学派的基石。

宋代，以四川成都人唐慎微为代表撰著的《经史证类备急本草》，集宋代本草之大成，促进了本草学派的发展。宋代是巴蜀本草学派的繁荣发展时期，陈承的《重广补注神农本草并图经》，孟昶、韩保昇的《蜀本草》等，丰富、发展了本草学说，明代李时珍的《本草纲目》正是在此基础上产生的。

宋代也是巴蜀医家学术发展最活跃的时期。四川成都人、著名医家史崧献出了家藏的《灵枢》，校正并音释，名为《黄帝素问灵枢经》，由朝廷刊印颁行，为中医学发展做出了不可估量的贡献，可以说，没有史崧的奉献就没有完整的《黄帝内经》。虞庶撰著的《难经注》、杨康侯的《难经续演》，为医经学派的发展奠定了基础。

史堪，四川眉山人，为宋代政和年间进士，官至郡守，是宋代士人而医的代表人物之一，与当时的名医许叔微齐名，其著作《史载之方》为宋代重要的名家方书之一。同为四川眉山人的宋代大文豪苏东坡，也有《苏沈内翰良方》（又名《苏沈良方》）传世，是宋人根据苏轼所撰《苏学士方》和沈括所撰《良方》合编而成的中医方书。加之明代韩懋的《韩氏医通》等方书，一起成为巴蜀医方学派的代表。

四川盛产中药，川产道地药材久负盛名，以回阳救逆、破阴除寒的附子为代表的川产道地药材，既为中医治病提供了优良的药材，也孕育了以附子温阳为大法的扶阳学派。清末四川邛崃人郑钦安提出了中医扶阳理论，他的《医理真传》

《医法圆通》《伤寒恒论》为奠基之作，开创了以运用附、姜、桂为重点药物的温阳学派。

清代西学东进，受西学影响，中西汇通学说开始萌芽，四川成都人唐宗海以敏锐的目光捕捉西学之长，融汇中西，撰著了《血证论》《医经精义》《本草问答》《金匮要略浅注补正》《伤寒论浅注补正》，后人汇为《中西汇通医书五种》，成为"中西汇通"的第一种著作，也是后来人们将主张中西医兼容思想的医家称为"中西医汇通派"的由来。

名医辈出　学术繁荣

中华人民共和国成立后，历经沧桑的中医药，受到党和国家的高度重视，在教育、医疗、科研等方面齐头并进，一大批中医药大家焕发青春，在各自的领域里大显神通，中医药事业欣欣向荣。

四川中医教育的奠基人——李斯炽先生，在 1936 年创立了"中央国医馆四川分馆医学院"，简称"四川国医学院"。该院为国家批准的办学机构，虽属民办但带有官方性质。四川国医学院也是成都中医学院（现成都中医药大学）的前身，当时汇集了一大批中医药的仁人志士，如内科专家李斯炽、伤寒专家邓绍先、中药专家凌一揆等，还有何伯勋、杨白鹿、易上达、王景虞、周禹锡、肖达因等一批蜀中名医，可谓群贤毕集，盛极一时。共招生 13 期，培养高等中医药人才 1000 余人，这些人后来大多数都成为中华人民共和国成立后的中医药领军人物，成为四川中医药发展的功臣。

1955 年国家在北京成立了中医研究院，1956 年在全国西、北、东、南各建立了一所中医学院，即成都、北京、上海、广州中医学院。成都中医学院第一任院长由周恩来总理亲自任命。李斯炽先生继创办四川国医学院之后又成为成都中医学院的第一任院长。成都中医学院成立后，在原国医学院的基础上，又汇集了一大批有造诣的专家学者，如内科专家彭履祥、冉品珍、彭宪章、傅灿冰、陆干甫；伤寒专家戴佛延；医经专家吴棹仙、李克光、郭仲夫；中药专家雷载权、徐楚江；妇科专家卓雨农、曾敬光、唐伯渊、王祚久、王渭川；温病专家宋鹭冰；外科专家文琢之；骨、外科专家罗禹田；眼科专家陈达夫、刘松元；方剂专家陈潮祖；医古文专家郑孝昌；儿科专家胡伯安、曾应台、肖正安、吴康衡；针灸专家余仲权、薛鉴明、李仲愚、蒲湘澄、关吉多、杨介宾；医史专家孔健民、李介民；中医发展战略专家侯占元等。真可谓人才济济，群星灿烂。

北京成立中医高等院校、科研院所后，为了充实首都中医药人才的力量，四川一大批中医名家进驻北京，为国家中医药的发展做出了巨大贡献，也展现了四川中医的风采！如蒲辅周、任应秋、王文鼎、王朴诚、王伯岳、冉雪峰、杜自明、李重人、叶心清、龚志贤、方药中、沈仲圭等，各有精专，影响广泛，功勋卓著。

北京四大名医之首的萧龙友先生，为四川三台人，是中医界最早的学部委员（院士，1955年）、中央文史馆馆员（1951年），集医道、文史、书法、收藏等于一身，是中医界难得的全才！其厚重的人文功底、精湛的医术、精美的书法、高尚的品德，可谓"厚德载物"的典范。2010年9月9日，故宫博物院在北京为萧龙友先生诞辰140周年、逝世50周年，隆重举办了"萧龙友先生捐赠文物精品展"，以缅怀和表彰先生的收藏鉴赏水平和拳拳爱国情怀。萧龙友先生是一代举子、一代儒医，精通文史，书法绝伦，是中国近代史上中医界的泰斗、国学家、教育家、临床大家，是四川的骄傲，也是我辈的楷模！

追源溯流　振兴川派

时间飞转，掐指一算，我自1974年赤脚医生的"红医班"始，到1977年大学学习、留校任教、临床实践、跟师学习、中医管理，入中医医道已40年，真可谓弹指一挥间。俗曰：四十而不惑，在中医医道的学习、实践、历练、管理、推进中，我常常心怀感激，心存敬仰，常有激情冲动，其中最想做的一件事就是将这些中医药实践的伟大先驱者，用笔记录下来，为他们树碑立传、歌功颂德！缅怀中医先辈的丰功伟绩，分享他们的学术成果，继承不泥古，发扬不离宗，认祖归宗，又学有源头，师古不泥，薪火相传，使中医药源远流长，代代相传，永续发展。

今天，时机已经成熟，四川省中医药管理局组织专家学者，编著了大型中医专著《川派中医药源流与发展》，横跨两千年的历史，梳理中医药历史人物、著作，以四川籍（或主要在四川业医）有影响的历史医家和著作为线索，理清历史源流和传承脉络，突出地方中医药学术特点，认祖归宗，发扬传统，正本清源，继承创新，唱响川派中医药。其中，"医道溯源"是以民国以前的川籍或在川行医的中医药历史人物为线索，介绍医家的医学成就和学术精华，作为各学科发展的学术源头。"医派医家"是以近现代著名医家为代表，重在学术流派的传承与发展，厘清流派源流，一脉相承，代代相传，源远流长。《川派中医药源流与发展》一书，填补了川派中医药发展整理的空白，是集四川中医药文化历史和发展现状之大成，理清了川派学术源流，为后世川派的研究和发展奠定了坚实的基础。

我们在此基础上，还编著了《川派中医药名家系列丛书》，汇集了一大批近现代四川中医药名家，遴选他们的后人、学生等整理其临床经验、学术思想编辑成册。预计编著一百人，这是一批四川中医药的代表人物，也是难得的宝贵文化遗产，今天，经过大家的齐心努力终于得以付梓。在此，对为本系列书籍付出心血的各位作者、出版社编辑人员一并致谢！

由于历史久远，加之编撰者学识水平有限，书中罅、漏、舛、谬在所难免，敬望各位同仁、学者提出宝贵意见，以便再版时修订提高。

中华中医药学会　副会长

四川省中医药学会　会　长

四川省中医药管理局　原局长　　杨殿兴

成都中医药大学　教授、博士生导师

2015 年春于蓉城雅兴轩

陆　序

　　沈师仲圭，1918年从王香岩太夫子游，香岩太夫子为当时杭城名医，尤擅治时病，与长于治虚劳之莫尚古齐名。王氏得乃师凌晓五亲授，凌氏系湖州医学世家，学术渊源久远，自唐迄明、清而愈盛，家富藏书，曾有《医学薪传》《饲鹤亭集方》等专著详录，故太夫子亦好集医书之珍本、善本，并谆谆告诫弟子，详列学医者之读书目录，并谓"必由博返约，则临症辨治，自能得心应手"。沈师遵嘱而勤于笔耕，于早年即整理秘本数种，其中《凌临灵方》《方外奇方》《医学体用》于1926年汇入《三三医书》刊行，此其学术之由基。沈师毕其一生于诊病、读书、著作，每读一书必有心得，故论著丰硕，堪称著作等身。尝谓吾辈曰："开卷有益，亦必活看。书中之精华者笔记之，方剂之有效者录存之。"故其《非非室医话》内容丰富，有论、有法、有评，文词直率，形式多样。且沈师曾编有方书多种，其选方亦精，收录亦广，无论古今皆有效者，并注明出处，盖不欲掠美也。沈师治学严谨，学识渊博，经验丰富。其治热病，则崇叶桂、孟英之轻灵活泼；治虚痨，则尚绮石、松园之稳妥不妄，尝谓："人处东西、南北各异，然养生、治疾之扶正、祛邪其理一也。"沈师平易近人，热衷提携后学，凡晚辈有所建树，必热情鼓励，或赠书刊，或书札寄语，热情洋溢。吾师往矣，其热心培植后学之情景犹在，特书此以志之。

癸巳年冬月陆文彬书于浙江嘉兴

编写说明

    人类的智慧多种多样，在五千年的漫漫长河里，传统医学发展出各家学派。中国传统医学产生于传说中的上古社会，通过代代相传，不断充实，浸淫在民族的血液中。我们的传统医学，牢牢地烙印在每个时代的医家心中；我们的医学思想，无时无刻不以救死扶伤为准则；我们的整个社会生活，也无法离开我们的传统医学。

    中医（Traditional Chinese Medicine）属于中国传统医学，是研究人体生理、病理以及疾病诊断和防治的一门学科。它承载着中国古代人民同疾病做斗争的经验和理论知识，是在古代朴素的唯物论和自发的辩证法思想指导下，通过长期医疗实践逐步形成并发展而成的医学理论体系。在研究方法上，中医以整体观为主导思想，以脏腑经络的生理、病理为基础，以辨证论治为诊疗依据，具有朴素的系统论、控制论、分形论和信息论内容。

    中医学以阴阳五行为理论基础，将人体看成是气、形、神的统一体，通过望、闻、问、切四诊合参的方法，探求病因、病性、病位，分析病机及人体内五脏六腑、经络关节、气血津液的变化，判断邪正消长，进而得出病名，归纳出证型，以辨证论治为原则，制订"汗、吐、下、和、温、清、补、消"等治法，使用中药、针灸、推拿、按摩、拔罐、气功、食疗等多种治疗手段，使人体达到阴阳调和。中医学的最终目标不仅止于治病，更是帮助人类达到《黄帝内经》中提出的四种典范人物，即真人、至人、圣人、贤人的境界。可以说，中医影响着古代社会，甚至现代社会的每一个人。同时，它也是古往今来每个中国人生老病死过程中必须接触的一门科学。

今天，在四川省中医药管理局的统筹下，为总结和传承川派中医，成立了川派中医药名家学术思想及临床经验研究系列课题组，我们课题组参与编写名为"沈仲圭学术思想研究"的子课题，经过不懈地努力，终于看到了本书的雏形。

我们相信，这种对传统中医的归纳总结，会对传统中医的承前启后做出一定的贡献。我们将名中医沈仲圭的生平及临床经验进行归纳，希望对将来川派中医的传承起到一定的作用。因此，我们会为此做出最大的努力，愿我们的努力能为弘扬中医药文化做一份贡献。

最后感谢四川省中医药管理局对本系列课题的统一组织统筹并提供经费，感谢嘉兴市中医院陆文彬教授对本课题的支持帮助！

编者

2018 年 4 月

目　录

生平简介

沈仲圭

　　沈仲圭（1901—1986），浙江杭州人，主任中医师，现代著名中医学家。家居杭州市荷花池，生于 1901 年农历正月初一。16 岁拜师学医，青年时期曾任小学教员，为人朴实好学。1918 年 2 月拜杭州名医王香岩为师，五年学成。1928 年在上海中医专门学校任教，1930 年在上海国医学院任教，1937 年在上海中国医学院任教。抗日战争爆发后，1938 年到重庆，曾任北碚中医院院长。1951 年参加革命工作，任重庆中医进修学校教员。1956 年秋作为著名中医应聘至中医研究院，在广安门医院从事内科工作，并负责高干及外宾室应诊。

　　早年起，沈仲圭即为多种中医刊物撰文，自 1924 年杭州三三医社出版其著作《医学体用》后，先后编写了中医书籍十多本，已出版的有《养生琐言》《诊断与治疗》《仲圭医论汇选》《食物疗病常识》《肺肾胃病研讨集》《中医经验处方集》《中国小儿传染病学》《中医温病概要》《临床实用中医方剂学》《医学碎金录》《新编经验方》等十一本；后又编写了《论医选集》《中医内科临证方汇》两本，共三十余万言；在国内中医杂志上发表论文、评述、医话和医案一百多篇。

　　沈仲圭先生的父亲是清代两浙盐运使署房吏，家境小康。至其中学二年级肄业时，家已衰败，只得改弦学医，拜本地名医王香岩先生为师。王香岩为湖州凌晓五门人，擅长治疗温热病，和善治杂病的莫尚吉，同为杭人所称道。拜师期间，沈仲圭先生自述上午师门随诊，下午摘抄医案、看书学习。

　　满师后，沈仲圭一边做小学教员，一边钻研医学，并执笔写文，投寄医刊。如王一仁主编的《中医杂志》，吴去痰主编的《神州国医学报》，陈存仁主编的《康健报》，张赞臣主编的《医界春秋》，陆渊雷主编的《中医新生命》等刊物，登载其论著颇多。

　　1928 年沈仲圭先生在上海中医专门学校任教，该校为孟河丁甘仁先生所创办。当时的教员包括程门雪、陆渊雷、时逸人、余鸿孙及沈仲圭等。

　　1930 年下半年至 1931 年，沈仲圭先生再次赴上海国医学院任教。该院系陆渊雷、章次公、徐衡之三人创办，聘章太炎为名誉院长。陆渊雷讲授《伤寒论》，章次公讲授药物学，徐衡之讲授儿科学，沈仲圭先生讲授中医常识及医案。在师生的共同努力下，造就了一批优秀的中医药人才，如中国医学史专家范行准、浙江中医学院教授潘国贤，均在该院毕业。

1932 年 9 月至 1933 年 7 月，沈仲圭先生到上海中国医学院任教。该院系上海国医学会设立，实际上由上海名医朱鹤皋出资兴办，教务长为蒋文芳。教材全用讲义，有的参以西医学说，有的纯是古义。学生大都勤奋好学，成绩斐然，如著名中医师肖熙即是该院高材生。

1929 年，国民党政府第一次中央卫生委员会议通过了余云岫等提出的"废止旧医"案，并提出了消灭中医的六项办法，立即引起了全国中医界的极大愤怒和强烈反对。全国各地中医团体代表聚集上海，召开全国医药团体代表大会，向政府请愿，强烈要求取消提案。当时裘吉生、汤士彦和沈仲圭等，作为杭州代表出席会议，强烈呼吁，一致反对，迫使国民党政府不得不取消了这个提案。

抗日战争爆发后，沈仲圭先生只身逃难入蜀，到达重庆，任北碚中医院院长一职。中华人民共和国成立后，于四川重庆中医进修学校任教，彼时副校长胡光慈、教务主任任应秋均为西南中医界优秀之士。沈仲圭先生在重庆中医进修学校讲授方剂、温病，讲义稿后在上海、南京出版。

沈仲圭先生学识渊博，理论造诣极深，有丰富的中医临床、教学经验。中国现代名医任应秋说："沈仲圭老先生是一位难得的中医专家。"沈仲圭先生六十多年来在临床、教学实践中积累了许多宝贵经验，在中医刊物上发表了数百篇论文，有中医理论、临床经验，也有食疗、养生，内容丰富多彩。沈仲圭先生从事中医事业六十余年，精于治疗温病，善用补虚之法，并擅长中医方剂的研究，学验超群，著作等身，深得患者的好评。沈仲圭先生不仅遍览古今中医群书，如《黄帝内经》《难经》《伤寒论》《巢氏病源》等，推崇薛生白《医经原旨》、徐大椿《难经经释》、张隐庵《伤寒论集注》、尤怡《金匮心典》、王孟英《温热经纬》、雷丰《时病论》、林珮琴《类证治裁》、程钟龄《医学心悟》等，还时而翻阅现代医学书籍如《实用内科学》等。沈仲圭先生对其所学习的书籍，不仅细读、深思、笔录，而且善于取各家之长，在临床实践中融会贯通，加以发挥。

川派中医药名家系列丛书

临床经验

沈仲圭

一、脏腑分治

1. 肺病

（1）百日咳

百日咳多为虚证，沈老治疗百日咳常用鸬鹚涎丸，以清热止嗽为主，润肺化痰为辅。百日咳痉挛期用辛宣肃化法，惟药性偏于温燥，肺经燥热者不宜用之。

①鸬鹚涎丸

【组成】杏仁 100g，牛蒡子 150g，黑山栀 100g，生甘草 20g，石膏 100g，麻黄 40g，青黛 50g，蛤粉 200g，天花粉 100g，射干 50g，细辛 25g。

【煎服法】以上药为细末，用鸬鹚涎 150g 加蜜打丸，如弹子大。

【按】本方由麻杏甘石汤扩充而成。麻杏甘石汤性温，原治喘而无大热者，今加细辛，则止嗽定喘之力更为强大；再加射干清火消痰，牛蒡清热宣肺，蛤粉清热化痰，青黛、山栀泻火止血。综合各药性效，本方以清热止嗽为主、润肺化痰为辅，用于小儿鸬鹚咳，连声咳嗽，甚或咯血音哑、面目浮肿等症。

②辛宣肃化法

【组成】麻黄 5g，射干 5.6g，橘皮 7.5g，光杏仁 10g，百部 7.5g，桔梗 5.6g，紫菀 7.5g，白前 5.6g，生甘草 2.4g，款冬花 10g，法半夏 15g，赤苓 10g，赤芍 10g，细辛 1.2g，淡干姜 2.4g。

【按】此系复方，以射干麻黄汤去五味子、大枣，合止嗽散去荆芥，加赤苓、赤芍、杏仁而成。射干麻黄汤主治咳而上气，程氏治诸般咳嗽，悉以此方加减。今两方相合，止咳化痰之功更大。本方用于百日咳痉挛期，惟药性偏于温燥，肺经燥热者不宜用之。

百日咳是小儿病，初起微热咳嗽，鼻塞喷嚏，继则咳嗽增加，入夜更为剧烈，此为卡他期。以后不但剧咳，并显示本病特有之阵发性痉咳。每一阵发，需 2～3 分钟，每日数阵或十数阵不等，夜间尤为频繁。若痰少而黏，颜面浮肿，时作呕吐，此为痉挛期。以后咳嗽和缓，逐渐向愈，此为恢复期。此病病程为三四个月，以痉挛期为最剧烈。

（2）鼻衄

鼻衄乃肝火郁结，骤犯肺穴，火性上炎，逼血上行所致，沈老在治疗鼻衄上有一定的看法。紊龙汤为凉消之品，以清肝降火为主，止血行痰为辅；六味地黄汤加龟甲味芍方以滋阴降火为主，用于酒色伤肾，阴虚火炎，鼻衄时作，脉洪大无力，或细数无神，或弦芤。

①紊龙汤（费伯雄方）

【组成】羚羊角7.5g，牡蛎20g，石斛15g，南沙参20g，麦冬7.5g，青黛10g，川贝母10g，夏枯草7.5g，丹皮5g，黑荆芥5g，薄荷炭5g，茜草根10g，牛膝10g，茅根25g，藕5大片。

【按】费伯雄云："鼻衄一症，与吐血不同。吐血者，阴分久亏，龙雷之火犯肺，日受熏灼，金气大伤，其来也渐，其病也深。鼻衄之症，其平日肺气未伤，只因一时肝火郁结，骤犯肺穴，火性上炎，逼血上行……予自制紊龙汤一方，专治鼻衄，无不应手而效，此实数十年历历有验者。"阅此段记载，可见本方为费氏一生经验之结晶，专治鼻衄，平稳可靠。方用羚羊、荆芥降火祛风，牡蛎清热，牛膝引火下行，夏枯草、薄荷清肝散火，此皆治肝者；沙参、麦冬、石斛、贝母益阴清肺，丹皮、茅根凉血，茜草、藕行痰，此皆治肺者。综合诸药性效，用凉消之品，以清肝降火为主，止血行痰为辅，用药多而不杂，殊为可贵。

②六味地黄汤加龟甲味芍方

【组成】干地黄30g，山萸肉15g，山药15g，丹皮15g，茯苓15g，泽泻15g，炙龟甲40g，五味子5g，白芍20g。

【按】六味地黄汤治其阴亏损，诸般失血，龟甲补水制火，白芍和血敛阴，五味壮水填阴。综合诸药效能，全方以滋阴降火为主，用于酒色伤肾，阴虚火炎，鼻衄时作，脉洪大无力，或细数无神，或弦芤。

（3）鼻渊

鼻渊在临床上也非常多见，沈老常用治鼻渊的有两方。加味葛根汤发表消炎，兼化浊涕；治鼻渊方清肝热，散风通窍。

①加味葛根汤（张仲景方加味）

【组成】葛根25g，麻黄5g，桂皮7.5g，赤芍15g，桔梗15g，薏苡仁30g，生石膏 50g，辛夷 7.5g，生甘草 15g，生姜 4 片，大枣 4 个。

【按】钟春帆云：余学医时，患鼻渊，鼻中时流黄水，恶臭难闻。后见上海国医学院院刊有王润民论鼻渊一文，文中介绍本方，乃依方加辛夷配服。仅三剂，数年顽疾，一旦霍然。去年遇一妇人，患此病数载，亦以本方治之，五剂而愈。

本方用葛根汤加石膏发表消炎；辛夷宣散风热、通九窍，主鼻渊鼻塞；桔梗化痰，主鼻塞；薏苡仁清肺热，主咳吐脓血，今借治涕浊如脓。综合各药性能，有发表消炎，兼化浊涕之功。

②治鼻渊方（《兰台轨范》）

【组成】藿香叶（生晒研末）。

【煎服法】用猪胆汁和水泛丸。每日服 10g，开水送下。

【按】藿香芳香化浊，猪胆苦寒泻火，相合成方，有辛凉宣郁之功。林珮琴云："有脑漏成鼻渊者，由风寒入脑，郁久化热，宜辛凉开上宣郁。用辛夷消风散：辛夷、细辛、藁本、川芎、白芷、防风、甘草、升麻、木通，外加羚羊角、苦丁茶、黑山栀。"汪昂指出，白芷同细辛、辛夷治鼻渊，又羚羊角、苦丁茶、山栀善清肝热，余药散风通窍。此方与第一方用药不同，但有异曲同工之妙。

（4）咳嗽

咳嗽为常见病，沈老在一生的行医过程中见到很多，对此也有一定的见解。如止咳散治感冒咳嗽，已久经试效；百花膏用于喘嗽不止或痰中夹血等症；加味杏苏二陈丸化痰镇咳，但热咳不宜；治咳痰不松方治疗由感冒引起的支气管炎而无寒热者，对咳痰不松者尤宜；治肺虚咳嗽方治疗肺虚有热者，投以清润，即可咳止痰稀；脾气豁痰法用于咳逆痰稠，不能平卧等症；小青龙汤为发表镇咳之主方，风寒夹饮而咳者最宜；苓甘五味姜辛蒌杏汤的功用主要为镇咳，兼能化痰；降气止喘法定喘镇咳俱备，用于痰饮倚息不得卧者；温肾纳气法补肾纳气，温化饮邪，用于素有痰饮，肾气上逆之喘证。

①止咳散（程钟龄方）

【组成】桔梗 1000g，紫菀 1000g，百部 1000g，白前 1000g，荆芥 1000g，陈皮 600g，甘草 600g。

【煎服法】共为末，每服 15g，开水调服，食后临卧服。初感风寒，生姜调下。

【按】程氏云："余制此药普送，只前七味，服者多效。"可见此方对感冒咳嗽，已久经试效矣。

②百花膏（《济生续方》）

【组成】款冬花、百合（蒸焙）等分。

【煎服法】为细末，炼蜜为丸，龙眼大，每服1丸。

【按】款冬花、百合均有润肺泄热、消痰止咳之功，款冬花并主咳吐脓血，故本方用于喘嗽不止或痰中夹血等症。

③加味杏苏二陈丸

【组成】杏仁15g，苏子20g，川贝母15g，瓜蒌仁15g，半夏15g，陈皮10g，茯苓15g，甘草5g，细辛2.4g，干姜2.4g，五味子2.4g。

【煎服法】按此比例增加为丸。

【按】本方系杏苏二陈丸加蒌、贝、味、姜、辛。二陈汤为化痰通用方，今加杏、苏降气，蒌、贝润肺，味、姜、辛镇咳，功效较原方更大。惟方内虽有蒌、贝之清润，不敌姜、辛之辛热，故热咳不宜。本方前北碚中医院曾监制赠送，服者多效。

④治咳痰不松方（近人方）

【组成】桔梗10g，甘草5g，浙贝母15g，杏仁15g，百部15g，远志7.5g，前胡7.5g。

【按】桔梗、甘草有化痰作用，远志祛痰，前胡降气，杏仁、贝母止咳化痰，百部据《名医别录》云"治咳嗽上气"，时珍云"气温而不寒，寒咳宜之"。综观各药性效，本方系治由感冒引起的支气管炎而无寒热者，对咳痰不松者尤宜。

⑤治肺虚咳嗽方（近人方）

【组成】麦冬15g，五味子2.4g，甘草5g，前胡10g，百合20g，川贝15g。

【按】川贝、麦冬润肺，百合止咳，五味敛气，前胡降逆。从药测证，可知本方是治肺虚有热者，故投以清润，即可咳止痰稀。虚寒证禁用。

⑥脾气豁痰法（凌奂方）

【组成】沙参15g，竹茹15g，半夏15g，新会皮7.5g，赤苓15g，杏仁15g，炒苏子20g，旋覆花15g（包煎），紫石英20g，炒白蒺藜15g。

【按】本方系杏苏二陈丸加味。二陈化痰，杏仁、苏子合旋覆、石英降气，竹茹清肺燥，沙参泻肺火，葶苈泻肺气。综合诸药性效，降气化痰，兼筹并顾，用于咳逆痰稠、不能平卧等症。沈老曾用本方治小儿百日咳痉挛期，4 剂有良效。

⑦小青龙汤（张仲景方）

【组成】麻黄 15g，白芍 15g，五味子 5g，干姜 5g，桂枝 15g，炙甘草 5g，细辛 5g，半夏 15g。

【按】此为发表镇咳之主方，风寒夹饮而咳者最宜。《方函口诀》云："又用于溢饮咳嗽，其人咳嗽喘急，遇寒暑则必发，吐痰沫，不能卧，喉中结，此为心下有水饮，宜此方。"痰饮近似慢性支气管炎，此病既成，颇难根治，本方只奏一时之效。

⑧苓甘五味姜辛蒌杏汤（张仲景方加减）

【组成】茯苓 200g，甘草 50g，五味子 50g，干姜 50g，细辛 50g，瓜蒌 200g，杏仁 150g。

【煎服法】水熬 3 次，再加白蜜收膏。

【按】本方是苓甘五味姜辛夏仁汤，以瓜蒌易半夏，见《类聚方广义》，谓"痰饮家平日口苦咳嗽者，用之甚效"。此方之功用主为镇咳，兼能化痰。痰饮的主要症状为咳喘多痰，故用之有效。汤本求真以苓甘五味姜辛夏仁汤用于老人慢性支气管炎兼发肺气肿者。肺气肿系饮病延久失治所致。

⑨降气止喘法（上海国医学院药物学讲义）

【组成】麻黄 5g，款冬花 7.5g，杏仁 7.5g，白果 3 粒（去壳打碎），炙紫菀 7.5g，制川朴 5g，苏子 5g，姜半夏 5g，甘草 2.4g。

【按】麻黄、白果为治喘要药，厚朴去胸满，杏仁、苏子降肺气，紫菀、款冬花镇咳逆，半夏化痰涎。本方定喘镇咳俱备，对痰饮倚息不得卧者，用之无有不验。

⑩温肾纳气法（丁甘仁方）

【组成】桂枝 15g，白术 15g，云苓 15g，炙甘草 2.4g，补骨脂 15g，胡桃肉 25g，熟地 25g，山萸肉 15g，附子 15g，五味子 5g，半夏 10g，远志 5g，沉香末 1.5g。

【按】本方用补骨脂、胡桃肉温肾纳气，桂枝、白术、甘草治短气有微饮，合半夏有燥湿利水、温化饮邪之功，熟地、萸肉补肾阴，附子补命门，五味敛肾气，沉香降逆气，远志补心肾。综合各药性效，本方补肾纳气、温化饮邪，对素有痰饮，肾气上逆之喘证，屡用有效。

（5）哮喘

哮喘在肺病中亦常见，无论老少都可见哮喘一证。沈老在治疗哮喘方面，常以姜、味、辛、夏等镇咳化痰之药为主。射干麻黄汤为镇咳定喘的主方；加味紫金丹宣肺散寒、开窍祛痰，为治寒哮之良方；鹅梨汤温凉互用，补泻兼备，有宣肺豁痰、降气定喘之功；纳肾通督丸摄纳肾阳、温通督脉、疏利肺气、开豁浊痰，为治肾虚哮喘之良方。

①射干麻黄汤（张仲景方）

【组成】射干 10g，麻黄 15g，生姜 15g，细辛 5g，紫菀 10g，款冬花 10g，五味子 5g，半夏 15g，大枣 5 枚。

【按】《方函口诀》云："此方用于后世所谓哮喘，水鸡声形容哮喘之呼吸也。合射干、紫菀、款冬之利肺气，麻黄、细辛、生姜之发散，五味子之收敛，大枣之安中，成一方之妙用，殊胜于西洋合炼制药。"陆渊雷云："厚朴麻黄汤治咳逆上气，胸满而痰不多者。射干麻黄汤治咳逆上气而痰多者。"沈老认为本方之麻黄、射干皆能定喘，紫菀、款冬花皆能镇咳，生姜、五味、细辛、半夏为镇咳化痰要药。故《方函口诀》及陆氏均云本方为治咳喘之剂。

②加味紫金丹（《通俗伤寒论》）

【组成】信砒 1.5g，淡豆豉 75g，麻黄 20g，麝香 1.2g。

【煎服法】共研细极匀，绿豆粉捣和为丸，如芥菜子大，每服 10 丸，少则5 丸。

【按】何廉臣云："子治哮证，审其内外皆寒者，每用麻黄二陈汤，迅散外邪以豁痰，送下加味紫金丹通内闭以除哮，用以救人，屡奏殊功。"本方用麻黄开肺散寒，主治咳逆上气，痰哮气喘；信砒大热大毒，燥痰除哮；麝香辛温香窜，通窍宣气；豆豉苦寒，调中下气；绿豆甘寒，清热解砒毒。综合诸药性效，宣肺散寒，开窍祛痰，为治寒哮之良方。本方信砒虽有毒性，但有甘寒之绿豆，以清其热，解其毒，适量用之，自无危险。本方治寒哮颇有良效，惟以内有信砒，倘制不如法或用量过大，每致中毒，用者慎之。又方，用红砒 2g，淡豆豉20g，制成丸，如麻子大，每次服二三丸，治多年喘急哮咳。此方药简价廉，尤便推行。

③鹅梨汤（费伯雄方）

【组成】鹅管石 5g，麻黄（蜜炙）5g，瓜蒌仁 20g，光杏仁 15g，川贝母 10g，茯苓 10g，广橘红 7.5g，竹沥 7.5g，半夏 7.5g，苏子 7.5g，射干 10g。

【煎服法】加用梨汁两大瓢，姜汁四滴冲。

【按】鹅管石即重乳石之细小者，助阳温肺，能治咳逆。梨汁甘凉润肺，消痰降火。二陈合杏仁、苏子降气化痰；瓜蒌、贝母清润涤痰；麻黄辛温散寒，射干泄热消痰，二者均为治喘要药。综合诸药性效，温凉互用，补泻兼备，有宣肺豁痰、降气定喘之功。沈老常用于治疗哮喘证，颇有捷效。本方经何廉臣加减，与费氏原方微有出入。

④纳肾通督丸（《通俗伤寒论》）

【组成】熟地黄 200g，归身 75g，鹿角 75g，泽泻 75g，姜半夏 75g，茯苓 150g，白术 150g，羊脊骨 150g，杏仁霜 150g，橘红 50g，炙甘草 25g，附子 35g，怀牛膝 70g，生牡蛎 100g，细辛 150g，蛤蚧 2 对。

【煎服法】薏苡煮浆为丸，每服 15g，早晚空肚淡姜盐汤送下。

【按】本方以熟地黄、牛膝、附子、蛤蚧、牡蛎纳肾阳，鹿角温补肾脉，白术合泽泻健脾利湿，二陈合杏仁化痰降气，细辛、当归和血散寒，均主咳逆上气。综合诸药性效，摄纳肾阳，温通督脉，疏利肺气，开豁浊痰，为治肾虚哮喘之良方。

何廉臣云："《内经》有喘无哮，至唐宋始哮喘并论，虽皆属呼吸困难，而病理证候不同。哮者，气闭而不得出，其初多冷痰入肺窍，寒闭于上则气之开阖不利，遂抑郁而发声，故俗称气哮病，有肺证、有胃证、有督脉证。肺证多起于风寒，遇冷则发，气急欲死。胃证多起于痰积，内兼湿热，惟脾有积湿，胃有蕴热，湿与热交蒸，脾胃中先有顽痰胶黏不解，然后入胃之水，遇痰而停，化为浊痰热饮，不能疾趋于下，渐滋暗长，绵延日久，致肺气呼吸不利，因之呷呀有声而为哮，遇风遇寒皆发，秋冬以后，日夜如此。痰虽因引而潮上，而其气较肺证稍缓，必待郁闷至极，咳出一二点宿痰如鱼脑髓之形，而气始宽，哮渐减。督脉证与肺常相因，多起于太阳经受风寒，内伤冷饮水果，积成冷痰，日久浸淫于肺脏，乃成哮喘。遇冷即发，背脊恶寒，喘息不得着枕，日夜倚几而坐。"以上何氏所谈哮证之种类、病因、病状，至为详尽，足补古书之未逮。大抵哮病初起在肺，证亦多实；久则病及于肾，多虚实相兼，或虚多实少。辛在治肺实，温补治肾虚，乃治哮常法，而临床所见以冷哮虚喘为多。上列诸方，对症用之，效如桴鼓。

（6）肺痈

肺痈多为肺热引起，沈老在治疗肺痈时，以泄热解毒为主，有一定的成效。肺痈验方消热毒、化痰浊、止咳逆，用于肺痈已溃，胸中隐痛，时出浊唾腥臭，吐脓如米粥者；苇茎汤清肺热、消痈脓为主，兼有止咳喘之功，用于肺痈咳嗽微热、烦满、胸中甲错等症；清肃上中方以清热解毒为主，止咳逆、化痰浊为辅，用于咳吐脓血、气逆痰稠、右胁引痛等症；清金祛痰法宁咳下痰，温肺散寒，清肺泄热，以治肺痈，其效甚著。

①肺痈验方

【组成】金银花 20g，薏苡仁 30g，葶苈子 15g，桔梗 15g，生甘草 15g，白及 15g，黄芪 20g，生姜 3 片。

【按】金银花泄热解毒，治疮疽；薏苡仁清肺热，治肺痈咳吐脓血；桔梗开痰，治肺痈干咳；甘草泄热，止痛生肌；葶苈除痰下气；白及去腐生新，治痈肿；黄芪泻火，排脓生肌；生姜散寒，治咳逆痰壅。综合各药性效，本方消热毒、化痰浊、止咳逆，用于肺痈已溃，胸中隐痛，时出浊唾腥臭，吐脓如米粥者。

《金匮》描述肺痈的症状：其人咳，口干喘满，咽燥不渴，多吐泡沫，时时振寒，蓄积脓痈，吐如米粥。又说："口中燥咳，胸中隐痛，脉象滑数。"此种症状，相当于现代医学的肺脓肿、肺坏疽。此病按中医的辨证施治处理，首宜清热解毒、消肿排脓，但化痰止咳之品亦不可少。本方所用各药，切合病情，确为肺痈有效良方。

②苇茎汤（《千金要方》）

【组成】芦根 100g，薏苡仁 25g，冬瓜仁 25g，桃仁 15g。

【按】薏苡仁治肺痈咳吐脓血，冬瓜仁化浊痰脓血，芦根清肺热，桃仁祛瘀血、止咳逆上气。本方以清肺热、消痈脓为主，兼有止咳喘之功，用于肺痈咳嗽、微热、烦满、胸中甲错等症。

③清肃上中方（凌夹方）

【组成】薏苡仁 30g，冬瓜子 30g，芦根 5g，杏仁 15g，紫菀 15g，款冬花

15g，川贝母 15g，桑叶 15g，金银花 15g，连翘 15g，陈年芥菜卤 1 杯。

【煎服法】用冬瓜煎，代水熬药。

【按】紫菀、款冬花、贝母降气消痰，古人多用于肺痈；银花、连翘、冬瓜清热解毒，古人多用于痈肿；桑叶、芦根清热凉血；苡仁、瓜仁、芥菜卤有清热下痰定嗽之功，均为肺痈妙药。综合各药性效，全方以清热解毒为主，止咳逆、化痰浊为辅，用于咳吐脓血、气逆痰稠、右胁引痛等症。

④清金祛痰方（丁甘仁方）

【组成】光杏仁 15g，桃仁 15g，大贝母 15g，竹茹 10g，瓜蒌皮 15g，薏苡仁 40g，芦根 50g，冬瓜子 15g，丝瓜络 15g，桑叶 7.5g，荷叶 25g，海蛤壳 25g。

【按】侯敬舆按：杏仁、桑叶泄风，桃仁化瘀排脓，竹茹、贝母化痰，瓜蒌皮、瓜子宽胸，加以蛤壳消肿化痈、润肺宁咳、金丝荷叶宁咳下痰、温肺散寒，芦根清肺泄热，以治肺痈，其效甚著。

（7）吐血

吐血之病大多为上焦之火，沈老在治疗吐血一证上，以清热降火为主。例如，治吐血方滋阴润燥、降火消瘀，治疗阴虚火旺者；清肃上焦法和营理血，宽胸通络，宣肺化痰；三黑神效散散血、止血、养血，清肺胃之火，散郁结之气；清火凉血汤以四物汤养血为主，并消上焦之火、凉血分之热；止血丹以止血为主，兼有和血凉血、祛瘀生新之效；五汁猪肺丸用于吐血后调养最佳。

①治吐血方（《评琴书屋医略》）

【组成】大生地 40g，茅根 20g，焦山栀 15g，大天冬 15g，茜草根 10g，细甘草 5g，侧柏叶 15g，藕节 3 个。

【加减法】如服后血仍不止，加生莲叶 20g，生艾叶 15g，炮姜 2.4g，童便 1 杯，或用田三七末 2.1g。如脉数热甚，加犀角（水牛角代）、黄柏、丹皮。若为轻症，旱莲草、女贞子、黑豆皮、浮小麦、麦冬、桑寄生、知母等品可随意加入。如无外感，鳖甲、龟甲、玄参、牛膝、秋石可酌用。若咳而胸胁引痛者，加冬瓜仁、生薏苡仁、苏子、降香以通络，桃仁、红花以活血。吐血先见胸痛，血黑成块者，此为瘀血，加桃仁、丹参、香附、大黄治之，皆去甘草。

【按】本方用生地黄、天冬清肺金之燥热，茅根、栀子引火下降，茜草、藕节消瘀止血，柏叶滋阴止血。综合各药性效，全方滋阴润燥、降火消瘀，阴虚火旺吐血者，服之立效。

②清肃上焦方（丁甘仁方）

【组成】石决明 25g，桑枝 15g，川贝母 15g，瓜蒌皮 15g，甜杏仁 15g，丹参 15g，竹茹 15g，茜草炭 15g，旱莲草 7.5g，藕汁 1 盅，橘络 7.5g，丹皮炭 7.5g。

【按】侯敬奥按：此治热在上焦而吐血之法也。桑枝、决明平肝息风，丹参、旱莲和营理血，丹皮炭、茜草炭、藕汁化痰止血，橘络、蒌皮宽胸通络，竹茹、贝母、杏仁宣肺化痰。

③三黑神效散

【组成】丹皮炭 20g，焦栀仁 20g，蒲黄炭 5g，酒生地黄 30g，川贝 15g，藕汁、童便各 1 盅。

【按】丹皮炭凉而散血，蒲黄炭凉而止血，生地凉而养血，栀子清肺胃之火，川贝散郁结之气，复益以童便、藕汁之止血，所以疗效颇高。

④清火凉血汤

【组成】归尾 15g，赤芍 15g，生地黄 35g，熟地黄 35g，百合 20g，贝母 15g，黑山栀 15g，麦冬 15g，川芎 7.5g，桃仁 15g，阿胶（蛤粉炒）15g，丹皮 7.5g，蒲黄炭 5g，生姜 2 片。

【按】本方以四物汤养血为主，栀子消上焦之火，丹皮凉血分之热，麦冬、川贝化痰，阿胶、蒲黄炭止血，桃仁祛瘀，百合补肺，乃治肺痨咯血之法。

⑤止血丹（《涧溪秘方》）

【组成】阿胶 50g，百草霜 50g，白及 200g，三七 50g，炙甘草 30g，蒲黄 50g，桑皮 50g，大黄 50g，艾绒 30g，血余炭 30g，丹参 50g，侧柏叶 50g。

【煎服法】以上药物研细，每服 10g，童便调服，或白茅根汤送下，或加琼玉膏调藕汤中送下更妙。

【按】阿胶和血，童便降火，丹参治血虚，白及止肺血，桑皮泻肺火，血余炭、三七散瘀止血，大黄入血泄热。其余侧柏、艾叶、蒲黄、百草霜功专止血。综合诸药性效，全方以止血为主，兼有和血凉血、去瘀生新之效，一切血证均可通治，但对肺络伤之吐血尤为合宜。

⑥五汁猪肺丸

【组成】猪肺 1 个（不落水，去膜扯碎，忌铁器），人乳 1 碗，藕汁 1 杯，青皮甘蔗汁 1 碗，梨汁（连皮捣汁）1 碗，童便 1 碗。

【煎服法】用瓦锅煮烂入山药、茯苓末，捣烂为丸。

【按】本方用于吐血后调养最佳。

（8）劳疾

沈老在治疗劳疾方面有一套自己的理论和方法。如保肺济生丹以清肺热、消肺燥、补肺气为主，清虚痰、止咯血为辅；金水济生丹补气阴、清肺火；清肺饮清肺火、凉血热、补气血；秦艽扶羸汤补阴退热、清肺宁嗽，用于肺痨潮热盗汗、咳嗽音哑之症；救劳杀虫丹补阴培气、凉血退蒸、清肺止嗽，为肺痨骨蒸咳嗽长服调补之方；滋阴全元丸清肺补阴，兼顾脾胃，无苦寒伤阴之弊；臞仙琼玉膏气阴并补，兼可消肺止咳，用治虚劳干咳。

①保肺济生丹（费伯雄方）

【组成】天冬 7.5g，麦冬 7.5g，人参 5g，沙参 20g，五味子 1.5g，玉竹 15g，女贞子 10g，茯苓 10g，山药 15g，贝母 10g，杏仁 10g，茜草根 10g，藕 150g（切片，煎汤代水）。

【按】本方以沙参、天冬、麦冬清肺润燥，杏仁、贝母润肺止咳，茜草、藕止血化瘀，茯苓、山药清虚热，人参、玉竹补肺气，五味敛气定喘，女贞补肾除热。综合全方药性，以清肺热、消肺燥、补肺气为主，清虚痰、止咳血为辅，用于肝肾阴虚，木火刑金（即肺结核），咳嗽气短，失血咽痛，疗效较好。

②金水济生丹（费伯雄方）

【组成】天冬 7.5g，麦冬 7.5g，人参 5g，沙参 20g，生地黄 25g，龟甲 40g，玉竹 15g，石斛 15g，茜草根 10g，瓜蒌皮 15g，山药 15g，贝母 10g，杏仁 15g。

【煎服法】另用淡竹叶 10 张、鸡子清 1 个、藕 150g，煎汤代水。

【按】本方以沙参、麦冬养肺阴，生地黄、天冬滋肾阴，人参、玉竹补肺气，山药、石斛清虚热，竹叶、贝母清火除痰，杏仁降气止咳，茜草、藕行瘀止血，竹叶、鸡子散热开音，龟甲补阴益血。综合各药性能，全方补气阴、清肺火，阴足火降，则伤血失音之患自除。

③清肺饮

【组成】当归 15g，白芍 15g，生地黄 25g，知母 15g，贝母 15g，紫菀 10g，前胡 10g，人参 5g，麦冬 15g，五味子 1.5g，川黄连 2.4g，地骨皮 40g，甘草

2.4g，童便1盅（兑服）。

【按】本方用当归、白芍、人参、甘草补气养血，麦冬、知母、贝母清肺消痰，前胡、紫菀下气止喘，黄连、地骨、五味凉血止汗，生地黄、童便降火滋阴。综合诸药效能，全方清肺火、凉血热、补气血，对阴虚火旺之发热咳嗽、吐血盗汗、痰喘心慌等症，用之有效。

④秦艽扶羸汤（《仁斋直指方》）

【组成】柴胡7.5g，秦艽10g，炙鳖甲25g，地骨皮50g，归身15g，人参5g，紫菀10g，炙甘草2.4g，半夏10g。

【按】柴胡、秦艽、鳖甲均治虚劳骨蒸，人参、甘草补气，当归补血，紫菀、半夏消痰下气，地骨清肺止咳。综合诸药效能，全方补阴退热、清肺宁嗽，用于肺劳之潮热盗汗、咳嗽音哑之症。

⑤救劳杀虫丹（《冷庐医话》）

【组成】鳖甲500g，茯苓250g，熟地黄500g，山药500g，沙参500g，地骨皮500g，山萸肉400g，白芥子250g，白薇250g，人参100g，鳗鲡1条（重1斤多者，2斤者更好）。

【煎服法】先将鳗鲡捣烂，烘干，合前药为细末，粳米粉糊丸，梧子大，每服25g，日服2次。

【按】本方用熟地黄、萸肉补肝肾，人参、茯苓培脾气，鳖甲、鳗鲡治劳瘦骨蒸，地骨皮、白薇泄热凉血，沙参清肺治嗽，芥子下气豁痰。综合各药性能，全方补阴培气、凉血退蒸、清肺止嗽，为肺劳骨蒸咳嗽长服调补之方。

⑥滋阴全元丸

【组成】石斛200g，枸杞子150g，麦冬50g，天冬50g，山药100g，山萸肉100g，枣仁100g，薏苡仁100g，白茯苓100g，地骨皮100g，鳖甲100g，五味子25g，青蒿叶25g。

【煎服法】共为末，炼蜜丸，每服15g，淡汤温下。

【按】本方用天冬、麦冬清肺滋燥，薏苡仁补肺清热，则咳逆痰血可止；鳖甲、地骨、青蒿滋阴退热，则潮热盗汗可除；萸肉、五味子补肾益精，则遗精可愈。余如枣仁养心，枸杞滋肾，茯苓、山药培脾，石斛补虚除热。综合诸药性能，全方清肺补阴，兼顾脾胃，无苦寒伤阴之弊，用于虚劳咳嗽、痰中见血、口干唇燥、遗精盗汗、神悴便赤等症。

⑦臞仙琼玉膏

【组成】生地黄 2000g，白茯苓 600g，白蜜 1000g，人参 300g，沉香 6.5g，血琥珀 6.5g。

【煎服法】地黄汁同蜜熬沸，用绢滤过，将人参、茯苓、沉香、琥珀为细末，入前汁和匀，以瓷瓶用棉纸十数层加箬叶封瓶口，入砂锅内，以长流水没瓶颈，桑柴火煮三昼夜，取出换纸扎口，以蜡封固，悬井中一日，取起仍煮半日，汤调服。

【按】本方用人参合地黄补肺，人参、茯苓益脾，白蜜润肺止咳，沉香、琥珀降气宁嗽。综合各药性能，全方气阴并补，兼可润肺止咳，用治虚劳干咳，确为珍品。徐灵胎赞此膏为血证第一方。

⑧乌骨鸡丸

【组成】熟地黄 400g，山萸肉 200g，山药 200g，丹皮 150g，茯苓 150g，泽泻 100g，莲肉 150g，桑叶 7.5g，芡实 150g，百合 150g，阿胶 150g，枇杷叶 30 张。

【煎服法】前 10 味共研细，枇杷叶熬汁，入阿胶（烊化）候用。另用乌骨雌鸡 1 只，去毛及肠杂，细火炖糜，取净肉，捣极烂，和药再捣，入枇杷叶、阿胶汁、鸡汁为丸，如梧子大，晒干，每服 20g，开水送下。

【按】本方于六味地黄丸中加培脾清肺之品，又加入滋补之乌鸡，所以较原方更胜。

《顾氏医镜》对虚劳病论述颇详，他说此病总由阴虚生内热，治法宜用甘寒养阴，切忌温补辛散。他列举治劳之误有七：一为引火归原之误，二为理中温补之误，三为参、芪助火之误，四为苦寒抑火之误，五为二陈消痰之误，六为辛剂发散之误，七为治疗过时之误。顾氏所谈七误，可作本病治法之准绳。顾氏少患虚劳，注意调养而愈，故于此病颇多心得。他自制"保阴煎"方，为阴虚火炎者长服调治之良品。王孟英也盛赞此方。

2. 心病

心病，传统中医指的乃是心中之结无法释解，终成一疾，而非现代所谓心脏病也，然发作严重之时，其破坏程度可与心脏病一般。本病多由病邪内侵，或痰迷心窍、水饮凌心，或气滞血瘀，或心气、心血不足所致。《素问·脏气法时论》

曰："心病者，胸中痛，胁支满，胁下痛，膺背肩胛间痛，两臂内痛。"

（1）心悸

心悸一症，沈老认为其与心密切相关，但也不唯独心致悸。故沈老在治疗心悸时，不只从心论治，而且还兼顾调肝、益肾、健脾等。其临床辨证上主要包含以下证型：心血不足证、心肾不交证、气血两亏证等。常用方及相关释义如下：

①柏子养心丸

【组成】柏子仁 400g，枸杞 150g，麦冬 50g，当归 50g，菖蒲 50g，茯神 50g，玄参 100g，熟地黄 100g，甘草 25g。

【煎服法】先将柏子仁、熟地黄蒸过，纳石器内捣如泥，余药研末和匀，炼蜜为丸，如梧桐子大，每服四五十丸，龙眼汤送下。

【按】沈老认为，本方以熟地黄、枸杞补肝滋肾；柏仁、归身养心益血；玄参、麦冬壮水制火；菖蒲开心，治多忘；茯神补心，治多恚。综合各药效能，全方补肾滋阴、宁心定志。沈老述曰：怔忡、惊悸、健忘、遗泄等症由心肾两虚者，用此丸调治，最为合宜。

②平补镇心丹（《太平惠民和剂局方》）

【组成】酸枣仁 12.5g，车前子 65g，白茯苓 65g，麦冬 65g，五味子 65g，茯神 65g，桂心 65g，不见火 65g，龙齿 75g，熟地黄 75g，天冬 75g，远志 75g，甘草 75g，山药 75g，姜汁 75g，人参 25g，朱砂 75g。

【煎服法】共为末，炼蜜为丸，以方内朱砂为衣。

【按】二地、二冬、五味补肾滋阴；车前强阴益精；远志、茯神补心肾，治惊悸；龙齿、丹砂镇心安魄；枣仁疗虚烦不寐；人参、茯苓益气壮神；山药补脾益心。综合各药效能，全方心、肾、脾兼补，尤有镇心宁神之功，用于心血不足，时或怔忡、夜多怪梦等症。

③通神补血丸（《泂溪秘方》）

【组成】白茯神 125g，生地黄 150g，炒枣仁 100g，紫石英 100g，远志 100g，胆星 20g，全当归 75g，党参 50g，川黄连 10g，半夏 75g，丹参 50g，琥珀 15g，菖蒲 40g，麦冬 50g，辰砂 15g。

【煎服法】炼蜜为丸，每丸重 7.5g，辰砂为衣。每服 1 丸，淡盐汤下。

【按】本方以党参、当归、生地黄补气血之虚，黄连、麦冬清心肝之火，半夏、胆星化痰涎之凝聚，石英、辰砂重镇祛怯，枣仁疗胆虚不寐，菖蒲、远志主迷惑善忘，茯神、琥珀宁心养神，丹参补心生血。综合诸药性效，全方补气血、清痰火、镇惊怯、安心神，治疗怔忡、惊悸、健忘、不寐之症，为一般通用之方。

④安神定志丸

【组成】茯苓 50g，茯神 50g，人参 50g，远志 50g，石菖蒲 25g，龙齿 25g。

【煎服法】炼蜜为丸，如梧子大，辰砂为衣，每服 10g，开水下。

【按】本方以人参合茯苓、茯神、龙齿补气宁神，镇心安魂；远志合菖蒲豁痰涎，止惊悸。全方综合各药，有补心镇惊豁痰之功，用于乍受惊恐、神志恍惚等症。

⑤珍珠母丸（《普济本事方》）

【组成】珍珠母 150g，熟地黄 75g，生地黄 75g，当归 75g，人参 75g，柏子仁 75g，酸枣仁 75g，茯神 25g，龙齿 25g，木香 25g，莲心 25g。

【煎服法】共为细末，炼蜜为丸，如梧子大，辰砂为衣。每服四五十丸，金银薄荷汤送下，日午、夜卧服。

【按】本方以人参、当归补气血，地黄滋心阴，龙齿、珍母镇浮阳，茯神治健忘多怒，柏子仁益智宁神，枣仁疗心虚不眠，木香和脾利气。综合各药性能，全方安心神、益气血，用于惊悸不寐、乱梦纷纭等症。

⑥归脾汤（《济生方》）

【组成】人参 12.5g，黄芪 12.5g，龙眼肉 12.5g，炙甘草 1.5g，白术 7.5g，茯苓 12.5g，茯神 12.5g，木香 1.5g，远志 5g，当归 5g，炒枣仁 5g，姜 3 片。

【煎服法】水煎服。

【按】健忘、怔忡、惊悸、盗汗、食少、不寐诸症，皆由思虑过度，神经衰弱所致。本方用龙眼、当归、枣仁、茯神补心神之弱；人参、黄芪、白术、甘草培脾气之虚；木香调气醒脾，行补药之滞；远志交通心肾，助龙眼、当归补心。综合全方性效，益气养血，心脾并补，确为治疗神经衰弱之专方。发热者加丹皮、山栀，食少者加神曲、麦芽，盗汗者加牡蛎、浮小麦，惊悸者加琥珀、朱砂。

本方加地黄、芍药、香附，治心脾肝虚，经水不调，或前（酌加柴胡、鳖甲、山栀、麦冬）或后，或闭经不行（月经后期及闭经酌加柏子仁、枸杞子、鹿角、人乳），或月事过多，淋沥不断（酌加麦冬、鳖甲、莲须、牡蛎、五味、萸肉、发灰）。

（2）不寐

不寐一症，沈老认为其与心密切相关，在治疗时不但坚持从心论治，而且还兼顾调肝、益肾、健脾、化痰、和胃。不寐主要有心血不足证、心肾不交证、气血两亏证、胃火扰心证等分型。常用方及相关释义如下：

①酸枣仁汤（《金匮要略》）

【组成】酸枣仁 40g，知母 15g，茯神 15g，川芎 10g，甘草 7.5g。

【加减法】本方用于健忘、惊悸、怔忡，随症加入黄连、辰砂。

【按】本方的主药为酸枣仁，本品为收敛药，无论不眠或多眠者均可用之。知母降火以除烦，川芎调血以养肝，茯神、甘草培土以荣木。此是平调木土之方，用于治疗虚劳之虚烦不得眠。

②加减补心丹（《顾氏医镜》）

【组成】生地 25g，枣仁 25g，朱茯神 20g，麦冬 15g，金钗石斛 15g，桂圆肉 15g，丹皮 10g，白芍 10g，竹叶 5g，远志 7.5g。

【加减法】有痰加竹沥，心火甚者加犀角（水牛角代）、黄连，虚者加人参。

【按】前方平调木土，此方清心安神，审核两方之功用，皆可治神经衰弱之失眠，但本方药性偏凉，用于心火上亢之证最佳。

③天王补心丹（道藏方）

【组成】人参 25g，茯苓 25g，玄参 25g，桔梗 25g，远志 25g，当归 50g，五味子 50g，天冬 50g，麦冬 50g，丹参 50g，酸枣仁 50g，生地 200g，柏子仁 50g。

【煎服法】上药共为末，炼蜜为丸，如弹子大，朱砂为衣，临卧灯心汤服 1 丸。

【按】生地滋肾阴，为本方之主药。柏子清气，枣仁补血，人参、茯苓补心气，五味敛心气，二冬、丹参清心火，当归、玄参补心血，桔梗为诸药舟楫，远志交通心肾。又茯苓、远志、柏仁均有定惊悸、治健忘之效，人参益智壮神，枣仁为安眠专药。综合各药性能，全方滋阴清火、养血安神，对心阴不足，心火上亢之证，用之有效。柯韵伯云："诸药入心而安神明，以此养身则寿。"徐大椿云："此方药性和平，配合得体，利于长服。"

本方用于思虑过度，心血不足，神志不宁，津液枯涸，咽干口燥，健忘怔忡，大便不利，口舌生疮等症。

④加味黄连阿胶汤（张仲景方加减）

【组成】真阿胶 10g，鸡子黄 1 枚，白芍 15g，黄连 2.4g，麦冬 15g，茯神 20g，煅龙齿 15g，夜交藤 40g。

【按】黄连阿胶汤见于《伤寒论》，治心中烦，不得卧，故以黄芩、黄连之苦寒直折心火，阿胶、鸡子黄之柔润滋肾补阴，佐以白芍和血敛阴，于是心火下降，肾水上升，成水火既济之象，而卧自安。本方以麦冬易黄芩，又加龙齿镇心阳，茯神安心神，夜交藤交阴阳，故对肾阴不足，心火上亢之失眠，用之有效。

⑤清心和胃法（凌奂方）

【组成】丹参 15g，玄参 20g，茯神 20g，枣仁 20g，龙齿 15g，炙龟甲 20g，石决明 20g，法半夏 15g，陈皮 7.5g，菖蒲 2.4g，郁金 7.5g，竹茹 10g。

【按】二参、竹茹、郁金凉心清热，龟甲滋肾补心，龙齿镇心神，决明除肝热，菖蒲、半夏、陈皮化痰利窍。综合诸药性效，全方化痰除热、清心安神，对心火炽盛、痰热内留之证，颇为适合。

本方除用于失眠、心悸外，又可治癫狂。中医书中无神经衰弱之名词，而有怔忡、惊悸、不寐、健忘等症状。怔忡就是惕惕然心动而不宁；惊悸就是因外来刺激而引起心中悸动不宁；健忘即记忆力减退；不寐即失眠。这些都是神经衰弱常有的症状，古人治疗这类病，用镇心安神、养血清火、化痰补虚之法。这里所选各方，诸法俱备，学者遇此等病，可互相通用，随症加减。

《万病回春》云："癫狂健忘，怔忡失志，及恍惚、惊怖入心，神不守舍，多言不定，一切真气虚损，用紫河车入补药内服之，大能安心养血宁神。"又云："健忘、惊悸、怔忡、不寐，用六味丸加远志、菖蒲、人参、茯神、当归、枣仁同为丸服。"沈老认为在此方内再加紫河车一味，可作为神经衰弱之通用方。因为六味丸平补肝肾；河车治男女一切虚损劳极，功能安心养血、益气补精；人参补气，当归养血，枣仁敛气，茯神安神，远志、菖蒲皆益智而治健忘。统观全方，心肾并补，补而不滞，如能长期服用，自然能收到较好的效果。

（3）癫狂痫

癫狂痫症，沈老认为与风、痰、火等因素密切相关。故此，沈老在治疗癫狂痫时，坚持祛风化痰、滋阴降火之法。在长期的临床实践中，沈老认为以下几个方剂在治疗癫狂痫方面具有独特的疗效。

①柴胡加龙骨牡蛎汤（张仲景方加减）

【组成】柴胡 15g，生大黄 15g，黄芩 15g，潞党参 15g，茯苓 15g，法半夏 15g，龙骨 15g，牡蛎 20g，生铁落 50g，桂枝 10g，生姜 3 片，大枣 3 个。

【按】林珮琴云："狂证多由肝胆谋虑不决，屈无所伸，怒无所泄，木火合邪，乘心则神魂失守，乘胃则暴横莫制。"因为狂由心肝火燎，痰涎蒙蔽清窍所致，故以降火化痰之法治疗。本方柴胡、黄芩清心、肝之火，龙骨、牡蛎、铁落镇浮越之阳，大黄通大肠之燥结，桂枝降气血之冲逆，半夏和胃化痰，党参、茯苓益气宁心。综合各药效能，全方以潜阳降火为主，通腑化痰为辅，用于癫狂初起，证实脉实者，颇为合宜。广东锺春帆医师曾用此方加桃仁、红花、郁金、石菖蒲等治愈狂证。沈仲圭曾用牛黄清心丸治癫证，有显效。

②控涎丹

【组成】生川乌 25g，半夏 25g，白僵蚕 25g，朱砂 15g，全蝎 12.5g，甘遂 25g。

【煎服法】共为细末，生姜自然汁为丸，如绿豆大，朱砂为衣，每服 15 丸，食后生姜汤下，忌食甘草。

【按】本方以川乌、全蝎、僵蚕祛风，甘遂、半夏逐痰，朱砂（原方为铁粉，今易朱砂）凉心定惊。全方用意以祛风逐痰为目的，用于诸痫久不愈。

③痫证效方

【组成】茯神 200g，远志 100g，天冬 150g，麦冬 150g，白芍 150g，皂荚 10g，半夏 10g，旋覆花 10g，天竺黄 10g，真苏子 10g，香附 150g，真沉香 10g。

【煎服法】共为细末，怀山药粉糊丸，绿豆大，朱砂 50g 为衣。每服 15g，竹沥汤下。

【按】顾靖远论痫证治法云："此证当以清心安神豁痰以治病之标，滋肾壮水、导火归原（六味加牛膝、车前）以治病之本。"又云："昔人论痫病专主于痰，因痰涎壅盛，火热冲动而作，以消痰降火为治。"本方用茯神、远志安神明，白芍救逆气，二冬滋阴降火，其余皂荚、半夏、旋覆、天竺黄、苏子、香附、沉香皆除痰利气之品。综合各药性效，全方以消痰为主，滋阴为辅，用治一般痫证有效。若多年痫疾，屡发屡止，必须察其何脏虚弱，以补药调治，才能断根。

3. 肝胆病

肝胆病包括黄疸、胁痛、胆胀、鼓胀等。沈仲圭认为，肝胆病的基本病机为肝失疏泄，胆失通降。防治肝胆病应避免强烈的精神刺激，增强战胜疾病的信心，解除不必要的顾虑，安心静养，避免过食肥甘，尤其要避免饮酒过度，黄疸、鼓胀患者更应禁酒。食盐有凝涩之弊，鼓胀病人应限制食盐的摄入，给予低盐饮食，尿量减少时则给予无盐饮食。

（1）目病

沈老认为目疾有外感和内伤之别，治法有祛风明目法、乙癸同治法、清肝降火法之不同。目病种类繁多，包括西医学的白内障、青光眼等，治法各异。以下几个方都是沈老常用的治疗目病之方，都有其独到之处，分述如下：

①祛风明目法（丁甘仁方）

【组成】荆芥穗 7.5g，谷精草 15g，夏枯草 15g，桑叶 7.5g，密蒙花 7.5g，生甘草 5g，甘菊花 15g，煅决明 25g，连翘 15g，黑山栀 15g，桔梗 5g，薄荷 5g（后下），竹叶 7.5g。

【按】本方用荆芥、薄荷祛风疏邪，桑叶、菊花祛风明目，连翘、栀子、竹叶除上焦邪热，石决、夏枯清肝火、主目痛，谷精明目退翳，密蒙治目赤肿多泪。综合各药性能，全方外散风热、内清肝火，用于目暴赤肿、目矢畏光等症。

②清肝降火法（丁甘仁方）

【组成】桑叶 7.5g，石决明 25g，细生地 15g，甘菊花 15g，钩藤 15g，赤芍 15g，黑山栀 15g，大贝母 15g，粉丹皮 10g，茶花 7.5g，鲜芦根 25g。

【按】本方用桑叶、菊花、钩藤祛风明目，石决、山栀清肝降火，生地、赤芍、丹皮和营凉血，芦根、贝母清热散肿，茶花凉血。综合诸药性效，全方清肝降火、祛风明目（桑叶、菊花、石决均有明目之功），用于目暴赤肿、多泪痛痒、羞明紧涩等症。

③乙癸同治法（丁甘仁方）

【组成】生地 20g，桑叶 10g，蝉衣 7.5g，知母 10g，甘菊花 15g，石决明（打，先煎）25g，炒丹皮 10g，谷精草 15g，黑芝麻 15g，云茯神 15g，石蟹 5g（水磨，开水送下）。

【按】生地、丹皮、知母滋阴降火；桑叶、芝麻祛风明目；蝉衣、菊花散风祛翳；石决明清肝热、除内障；谷精草功同菊花，明目退翳；石蟹主青盲；茯神益心气。综合诸药性能，全方滋阴降火、散风退翳，用于目生翳障。

古人云：热极兼风，则目生翳膜。如张子和谓："黑水神光被翳，火乘肝与肾也。"本方凉血泄热，尤有明目退翳之专长，故对翳膜遮睛之症有效。

④石斛夜光丸（《苏沈良方》）

【组成】石斛25g，人参50g，生地50g，熟地50g，天冬50g，麦冬50g，茯苓50g，防风50g，决明50g，黄连50g，犀角（水牛角代）25g，羚羊角25g，川芎25g，炙甘草25g，枳壳25g，青葙子25g，五味子25g，苁蓉25g，怀牛膝35g，白蒺藜35g，菟丝子35g，菊花35g，山药35g，杏仁35g，枸杞35g。

【煎服法】将石斛熬膏，和药末，炼蜜为丸。

【按】本方以人参、山药、茯苓、甘草甘平培脾，二地、二冬、五味甘凉滋阴，苁蓉、菟丝、枸杞、牛膝补肾益肝，犀角（水牛角代）、羚羊角、黄连凉心清肝，青葙、决明、菊花祛风热、去翳障，蒺藜、防风散风明目，石斛养阴除热，杏仁、枳壳、川芎行滞散瘀。综合诸药性效，全方养胃清肝、补肾益精，用于神光散大、昏如雾露、眼前黑花、睹物成二、久而光不收敛，以及内障瞳神淡白绿色诸症。

⑤顾氏加减杞菊地黄丸（顾靖远方）

【组成】萸肉20g，山药20g，熟地40g，丹皮10g，茯苓15g，枸杞子15g，甘菊15g，麦冬15g，白蒺藜15g，北五味5g。

【煎服法】用羊肝为丸。

【加减法】养血加白芍、黑芝麻、柏子仁，清肾热加玄参、女贞子、龟甲，清肝热加羚羊角、犀角（水牛角代）、槐角，退翳加决明子、谷精草、木贼草，镇心肾加磁石、朱砂，随证采用。

【按】杞菊地黄丸治肝血肾水虚衰，为滋阴明目第一方。今去泽泻之昏目，加麦冬清心肺之火，五味收缩瞳神，蒺藜补肝明目。综合各药性效，全方滋阴养血、明目敛瞳，用于老年精血衰少，视物昏花。

《顾氏医镜》论内障云："此症有因暴怒伤肝，致神水渐散昏花者，急宜滋肾水、养肝血，收其散大之瞳神，镇其上冲之逆气，宜杞菊地黄丸合磁朱丸治之。"本方如再加谷精草、夜明砂、炙龟甲、石决明、女贞子等品，用羊肝捣烂为丸，治疗内障，更为有效。

（2）头痛

头痛一症，沈老认为其有内伤与外感之别，故在治疗时应首辨外感和内伤。外感者以祛风解表药为主，内伤者又有养血祛风、清肝涤痰、柔肝息风之别。

①菊花茶调散（《太平惠民和剂局方》加减）

【组成】薄荷40g，川芎20g，荆芥20g，羌活5g，白芷5g，甘草5g，细辛5g，菊花5g，防风7.5g，僵蚕0.9g。

【煎服法】研末为散，每用15g，食后清茶调服。

【按】羌活、白芷、川芎、细辛为头痛专药，荆芥、防风、薄荷散风，菊花清利头目。古人云：颠顶之上，惟风药可到。本方汇集祛风之品，升散头面之风，故为偏正头风之尊方；又可兼治感冒，见身热恶寒、鼻塞头晕，用本方宣散常能微汗而解。

②治偏正头风方（《凌临灵方》）

【组成】羌活5g，藁本5g，白芷5g，川芎10g，天麻10g，秦艽15g，香附15g，贝母15g，马料豆25g，白鲞头100g，红枣4个。

【按】巢氏《诸病源候论》云："风痰相结，上冲于头，即令头痛，数岁不已，即连脑痛，手足寒至节，即死。"体会此条文义，可知风与痰是偏头痛的病源，本方用羌活、藁本、白芷、天麻、川芎、秦艽散风止痛为主，香附、贝母调气化痰，大枣滋脾和血（风药刚燥，故和以大枣），对偏正头风无气虚血弱之证者用之有效。

白鲞即石首鱼鲞，据本草记载，此物对偏正头风无直接作用，拟删去。

③养血祛风法（《凌临灵方》）

【组成】西洋参5g，归身15g，白芍15g，制首乌20g，丹皮10g，桑叶15g，甘菊15g，蔓荆子15g，石决明25g，朱茯神15g，玫瑰花2朵。

【按】内伤头痛，有肾虚内热者；有血虚者；有气虚者；有夹痰者；有饮食自倍，胃气不行，壅逆作痛者；有怒气伤肝，肝气暴逆作痛者。本方以归身、白芍、首乌、洋参补气益血，决明、丹皮、桑叶、甘菊清热息风；蔓荆为头痛脑鸣之专药，有搜风凉血之功。综观全方，以养血祛风为主，对头痛眩晕、潮热口苦等症极为适合。

④柔肝息风法（潘兰坪方）

【组成】生地 15g，熟地 15g，天冬 15g，玉竹 25g，黑芝麻 20g，钩藤 15g，白菊花 10g，鲜莲叶 20g，羚羊角 2.4g，苦丁茶 15g。

【按】本方用莲叶、菊花、羚羊角、钩藤、苦丁茶清肝热、息肝风，地黄、天冬、玉竹、芝麻滋肝益肾。潘兰坪云："此养肝体佐以清肝用法，阴虚火浮之头痛最宜，即偏正头风亦可治。叶案所谓育阴和亢阳，柔润息内风者此也。此等证或全用静药，羚羊、钩藤、菊花或不用，或少佐之。"此方清热息风、滋阴益血，用于阴虚阳亢、血压上升而头痛者，亦颇合宜。

⑤清肝涤痰法（《凌临灵方》）

【组成】半夏 15g，陈皮 10g，朱茯神 20g，陈胆星 17.5g，竹沥 50g，石菖蒲 2.4g，羚羊角 2.4g，天麻 15g，钩藤 15g，石决明 20g，青黛 15g，玄参 15g，丹皮 10g，郁金 7.5g，木蝴蝶 5g。

【按】本方用决明、羚角、丹皮清肝热，玄参、郁金凉心火，天麻、钩藤祛肝风，二陈汤合南星、竹沥涤痰浊。用于肝风夹痰上逆之头痛、头晕，有清肝涤痰之效。

本方亦治癫痫。顾靖远论癫证治法，以清心安神豁痰为主。论痫证治法，亦以清心安神豁痰为主，兼平肝镇坠之剂（如羚羊角、代赭石）。如随风热上涌者，治宜祛风除热（如天麻、钩藤、甘菊、薄荷）豁痰（如瓜蒌、花粉、竹沥、梨汁）。又有本草记载羚角主治狂易，郁金主治癫狂失心。综观上述，可知本方各药用于癫痫，原极相宜，并与顾氏治痫证的用药法相类似也。

（3）胁痛

胁痛为病，沈老认为是气滞血瘀，乃不通之表现，故以疏通行血为主要治法。治疗上多以柴胡疏肝散调肝散郁，理气止痛；泄木和中法降气化痰，通络止痛等。

①柴胡疏肝散（《医学统旨》）

【组成】柴胡 5.6g，陈皮 5.6g，川芎 5g，赤芍 5g，枳壳 5g，香附 5g，炙甘草 1.5g。

【加减法】唇焦口渴，乍痛乍止，火也，加山栀、黄芩。痛有定处而不移，日轻夜重者，瘀血也，加归尾、红花、桃仁、牡丹皮。干呕，咳引胁下痛者，停饮也，加半夏、茯苓。喜热畏寒，欲得手按者，寒气也，加肉桂、吴茱萸。

【按】林珮琴云："肝脉布胁，胆脉循胁，故胁痛皆肝胆为病。凡气血食痰风寒之滞于肝者，皆足致痛。"本方用柴胡清厥阴之热，散气血之滞；川芎搜风散瘀，主气血郁滞；赤芍泻肝火，行血滞；香附解郁止痛，陈皮导滞消痰，枳壳破气消胀。综合各药性效，全方调肝散郁、理气止痛（本草记载，柴胡、川芎、赤芍均主胁痛，香附主一切气病、止诸痛），用于各种胁痛，随症加味。

②泄木和中法（凌奂方）

【组成】旋覆花15g，红花5g，青葱管3支，法半夏15g，橘红7.5g，赤苓15g，竹茹15g，瓜蒌15g，玫瑰花3朵，广郁金7.5g，丝瓜络15g，白蒺藜15g。

【按】本方以旋覆花汤（旋覆、红花、青葱）协玫瑰花、郁金通血络之瘀滞，二陈协瓜蒌、竹茹、蒺藜涤热痰、止咳逆（本草记载蒺藜主咳逆），丝瓜络通络行血。综合各药性效，全方降气化痰、通络止痛，用于大叶性肺炎两胁作痛、气逆痰稠之症有效。

（4）黄疸

黄疸属于多见病，沈老对此也有自己的一套方法，具有不错的临床效果。例如，经验治疸方滋阴活血，清热利湿；化疸汤清利湿热，治黄疸；猪膏发煎利小水以除湿热，通治诸黄。

①经验治疸方（《顾氏医镜》）

【组成】生地10g，当归5g，红花5g，橘红5g，枳壳5g，厚朴2.4g，黄芩10g，黄连1.5g，车前10g。

【煎服法】另用鹅毛茵陈25g，摇铃茵陈25g，煎汤一碗，白酒一碗，汤与酒代水煎药，加炒砂仁末1.2g冲服。

【按】本方用当归、生地养血润燥，红花行血瘀，枳壳、厚朴疏气滞，黄芩、黄连清湿热，车前利小便，茵陈发汗利水，为黄疸专药。顾靖远云："此为滋阴活血、清热利湿之剂，数剂之后，黄自渐退。"

张石顽云："茵陈有二种：一种叶细如青蒿，名绵茵陈，专于利水，为湿热黄疸要药；一种生子如铃者名山茵陈，又名角蒿，其味苦辛，小毒，专于杀虫，治口齿疮绝胜。《本经》主风湿寒热，热结黄疸，湿伏阳明所生之病，皆指绵茵陈而言。茵陈专走气分而利湿热，若蓄血发黄，非此能治也。"古今文献对茵陈的种类、名称尚不一致，兹录张氏之说，以供参考。

②化疸汤（《沈氏尊生书》）

【组成】茵陈 25g，苍术 7.5g，猪苓 15g，茯苓 15g，木通 7.5g，山栀 15g，薏苡仁 25g，泽泻 10g。

【加减法】酒疸加葛根，女劳疸加当归、红花。

【按】茵陈协二苓、泽泻、木通以利湿热，栀子苦寒清热，苍术辛温燥湿，苡仁健脾行水。此方清利湿热，故为黄疸之通治方。

③猪膏发煎（《金匮要略》）

【组成】猪膏 200g，乱发 200g。

【煎服法】发和膏煎，发消煎成，分温再服，病从小便出。

【加减法】女劳疸加生地、牛膝、鳖甲、花粉。

【按】黄疸皆由湿热郁蒸，日久阴血必耗，不论气分、血分，皆宜兼益其阴。本方用猪膏凉血润燥，通二便，退诸黄。乱发消瘀血，利小便。猪膏借血余之力，引入血分而润血燥，并借其力开膀胱瘀血，利小水以除湿热，故能通治诸黄（节录顾靖远说）。

顾靖远云："统言疸证，清热除湿利水为主，兼养胃气。因食伤者消其食积，因酒伤者解其酒毒，因瘀血者行其瘀血，虽有汗下之法，而汗法固难轻用，即下法亦在所慎施。所以古人云：治疸忌大汗、大下及温补燥热，并破气闭气等剂，不可不知。"顾氏对黄疸治法的宜忌做了简明扼要的介绍，使初学者获益不浅。

（5）肝风（高血压）

高血压病在现今社会屡见不鲜，属中医肝风范畴。传统中医认为肝风之为病，乃风所致，故一般用祛风之药。沈老对肝风也有一定的研究：羚羊角汤清肝益肾，潜阳祛风，用于高血压头痛、头晕之症；羚角钩藤汤柔肝息风，用于高血压头晕胀痛、耳鸣心悸等症；滋水平木法补肾阴，祛肝风，用于高血压头晕手麻、足软无力、便结目昏等症；养阴和阳法滋阴养血，祛风明目，用于水亏木旺、肝风上扰、头目眩晕等症；镇静气浮法重坠潜阳，用于高血压，有镇静安神之效；潜阳滋降法补肾阴之虚，镇浮越之阳，用于下虚上实之高血压；治肝风上窜方平肝息风；治内风神不安寐方用于高血压之不寐梦多等症，有养心宁神之效。

①羚羊角汤（费伯雄方）

【组成】羚羊角 5g，龟甲 40g，生地 30g，白芍 10g，丹皮 7.5g，柴胡 5g，薄荷 5g，菊花 10g，夏枯草 7.5g，蝉衣 5g，红枣 10 枚，生石决明 40g（打碎）。

【按】本方以羚角祛肝风，龟甲、生地滋肾阴，丹皮、白芍、夏枯助羚角清肝，蝉衣、菊花助羚角祛风，柴胡、薄荷散肝火，决明镇肝阳。合而为清肝益肾、潜阳祛风之剂，用于高血压头痛、头晕之症。

②羚角钩藤汤（俞根初方）

【组成】羚角片 5g，霜桑叶 10g，真川贝 10g，鲜生地 25g，钩藤 15g，滁菊 15g，抱木茯神 15g，生白芍 15g，生甘草 2.4g，鲜竹茹 25g。

【按】本方以羚角、钩藤、桑叶、菊花祛肝风，生地、甘草、白芍养肝阴，竹茹、贝母涤痰热，茯神宁心神。合而为柔肝息风之剂，用于高血压头晕胀痛、耳鸣心悸等症。

③滋水平木法（缪仲淳方）

【组成】桑叶 10g，胡麻 20g，甘菊 15g，白蒺藜 15g，制首乌 20g，生地 20g，天冬 10g，女贞子 10g，牛膝 15g，柏子仁 10g。

【按】本方用首乌、地黄、牛膝、女贞补肝益肾，桑叶、胡麻、菊花、蒺藜平肝祛风，柏仁、天冬滋肝润燥。本方以补肾阴、祛肝风为目的，用于高血压之头晕手麻、足软无力、便结目昏等症。

④养阴和阳法（叶桂方）

【组成】制首乌 25g，桑叶 10g，黑芝麻 20g，北沙参 15g，天冬 15g，女贞子 15g，茯神 15g，绿豆衣 15g，柏子仁 10g。

【按】沙参、天冬、女贞均益肝肾，首乌养血祛风，桑叶、芝麻滋肝息风，柏仁明目，茯神疗风眩。综合诸药性能，全方滋阴养血、祛风明目，用于水亏木旺之肝风上扰、头目眩晕等症。

⑤镇静气浮法（秦伯未方）

【组成】青龙齿 7.5g，生牡蛎 30g，旋覆花 7.5g，代赭石 7.5g，朱茯神 15g，益智仁 15g，酸枣仁 15g，柏子仁 15g。

【按】龙齿、牡蛎、赭石潜阳，茯神、枣仁、柏仁补心宁神，旋覆下气消痰，益智温中开胃。本方的主要功用为重坠潜阳，用于高血压，有镇静安神之效。

⑥潜阳滋降法（张伯龙方）

【组成】炙龟甲 20g，灵磁石 5g，真阿胶 10g，生地 15g，熟地 15g，甘菊

15g，黑豆衣 15g，蝉衣 5g，女贞子 15g。

【加减法】微见热加石斛，小便多加龙齿，大便不通加麻仁。

【按】本方以龟甲、二地、阿胶滋阴益血，磁石、蝉衣、菊花镇肝息风，女贞补风虚。综合各药性能，补肾阴之虚，镇浮越之阳，用于下虚上实之高血压。

⑦治肝风上窜方（《临证指南医案》）

【组成】生地 30g，丹皮 7.5g，白芍 15g，钩藤 15g，黄菊花 15g，白蒺藜 15g，橘红 5g，天麻 15g。

【按】本方叶桂用治肝风上窜，目跳头晕，左脉弦劲。头晕有虚有实，今左脉弦劲，则为肾虚于下，风窜于上之证。本方以地黄补肾，丹皮、白芍清火，钩藤、菊花、蒺藜、天麻平肝息风，可谓方与证合，药无虚设。

⑧治内风神不安寐方（《临证指南医案》）

【组成】丹参 15g，玄参 15g，茯神 20g，枣仁 20g，远志 7.5g，菖蒲 2.4g，生地 25g，天冬 10g，麦冬 10g，朱砂 1.2g，桔梗 5g。

【按】本方即天王补心丹去人参、归身、五味子、柏子仁，加菖蒲、朱砂。其功用与天王补心丹同，用于高血压之不寐梦多，有养心宁神之效。

高血压初期有头痛不眠、耳鸣眩晕、善忘疲劳、注意力散漫等脑神经症状及心跳、气促胸闷等循环系统症状。病势发展至相当程度，可出现狭心症、心脏性喘息、下肢浮肿、夜尿频多等。在高血压初期或良性者其颜面为赤色多血性，如为恶性者则颜面㿠白。血压初期容易动摇，后期则常固定。

综合以上所述症状，以中医理论分析之，出现头痛眩晕、手麻便秘等症者，多系肾虚于下，风窜于上；出现善忘少寐、心跳气促等症者，多系心血不足或心肾两虚。但临床所见两类症状，多系参杂互见，并非界限分明。上列处方八则，用于初期高血压大都有效，若后期高血压则效果不显。至于雪羹、臭梧桐、杜仲、桑寄生、桑根等单方，有相当功效，可采用。沈老于1954年底患此病，初服夏枯草、黄芩、牛膝、杜仲、石决明、白芍等品配成丸药一料，服完血压仍为160/120mmHg。乃改用重庆唐阳春老医师亲验方大黄䗪虫丸，配合温补肾阳丸药，服至半年，血压降至130/70mmHg。仍继服原方半年，至今血压不复上升。唐医师初用大黄䗪虫丸治愈自己之高血压病，又用于就诊病员十余人，均有良效。不过中医治病，须按辨证施治的规律，不能执一方，治一病。因此经验良药用之不当，亦常有不效者。

（6）中风

中风一病，沈老认为与气、血、风、火、痰、瘀等病理因素密切相关，有急性期和恢复期两个阶段。急性期多实证，恢复期多虚证。治疗上，急性期多以镇肝息风，滋阴降火，豁痰通瘀，开窍醒神为主；恢复期以益气活血，祛风通络，滋补肝肾为主。

①息风宣窍涤痰法（王香岩方）

【组成】羚羊角5g，滁菊10g，橘络5g，蝎尾5g，胆星7.5g，竹沥30g，半夏15g，天麻10g，桑叶10g，石菖蒲10g，茯苓15g，钩藤15g，圣济大活络丹1颗（化服）。

【按】羚羊息风镇肝，胆星涤痰宣络，桑叶散风清火，竹沥通络豁痰，菖蒲为斩关夺阴之将，橘络、半夏祛太阴之湿痰，蝎尾祛肝风而通舌窍，天麻、钩藤宣发清阳，大活络丹搜风涤痰开窍，为安内攘外之主帅。

②镇肝息风汤（张锡纯方）

【组成】怀牛膝50g，生赭石50g，生龙骨25g，生牡蛎25g，生杭芍25g，玄参25g，天冬25g，川楝子10g，生麦芽10g，茵陈10g，甘草7.5g，生龟甲25g。

【加减法】如心中热甚者加生石膏50g；痰多者加胆星10g；尺脉重按虚者加熟地40g，山萸肉25g；大便不实去龟甲、赭石，加赤石脂50g；手足瘫痪者加桃仁、红花、三七。

【按】本方以龙骨、牡蛎合牛膝潜阳，白芍救肝，川楝清火，龟甲、玄参、麦冬滋阴。对气血走于上之大厥，有潜镇摄纳之效。

③治中风方（近人方）

【组成】当归15g，生地20g，西洋参5g，石斛15g，丹参15g，红花10g，棕榈皮炭15g，滁菊10g，钩藤15g，天麻15g，僵蚕10g，竹沥50g，姜汁10滴。

【按】当归、生地、洋参、石斛为滋养药，丹参有补血之功，协以滁菊又能降低血压。棕榈皮止脑动脉出血，红花、丹参能行血祛瘀，与棕榈同用，一止一行，有开阖相济之功。余药皆镇静神经，降痰活络。

④三化汤（古方）

【组成】大黄 10g, 枳实 15g, 厚朴 10g, 羌活 15g。

【按】陆定圃云: 中风最宜辨闭脱。闭证口噤目张, 两手握固, 痰气壅塞, 语言謇涩, 宜开窍通络、清火豁痰之剂, 如稀涎散、至宝丹之类。脱证口张目合, 手散遗尿, 身僵神昏, 宜大补之剂, 如参附汤、地黄饮子之类。然闭证亦有目合遗尿, 身僵者, 惟当察其口噤手拳、面赤气粗、脉大以为别。脱证亦有痰鸣不语者, 惟当辨其脉虚大以为别。

（7）疝气

疝气一病, 沈老认为其可分为水疝、癫疝及疝痛三类。故治法一般可分为三类, 即渗利除湿、咸寒软坚和理气活血。济生橘核丸对三种病均可使用; 茴香乌药汤祛厥阴之寒湿, 疏气以止痛; 温通利湿法利气行滞、通舒畅筋络以止疝痛; 金铃黄柏散重在清利湿热, 佐以行瘀疏滞; 治疝痛药酒对肾虚或寒湿成疝作痛者宜之。

①济生橘核丸 (《济生方》)

【组成】橘核 50g, 海藻 50g, 昆布 50g, 海带 50g, 川楝肉 (炒) 50g, 桃仁 50g, 制川厚朴 50g, 木通 50g, 枳实 50g, 延胡索 50g, 桂心 50g, 木香 50g。

【煎服法】上为细末, 酒糊丸, 桐子大, 每服 70 丸, 酒、盐温下。

【按】本方用桃仁、延胡、桂心通血结, 枳实、厚朴、木香行气滞, 海藻、昆布味咸软坚, 川楝子、木通引导湿热由小便出。综合各药性能, 全方活血利气、软坚除湿。徐灵胎云: "此软坚之药。"即指此方有消癫疝之功。《外台》云: "癫疝坚大如斗。"张子和有七疝之说, 囊大如升如斗, 不痛不痒者, 曰癫疝; 肾囊肿痛, 阴汗时出, 或肿如水晶, 或发痒而搔流黄水, 或少腹按之作水声者, 曰水疝; 形如黄瓜, 在少腹两旁, 血溢气聚, 流入浮囊, 结成痈肿者, 曰血疝。本方利气活血、咸寒软坚、渗利除湿, 对以上三种病气均可酌用。我尝用本方治睾丸肿痛, 应手而愈。

②茴香乌药汤 (顾靖远方)

【组成】茴香 7.5g, 乌药 10g, 吴茱萸 (汤泡) 2.4g, 补骨脂 7.5g, 川草薢 25g, 木瓜 10g, 木香 7.5g, 砂仁 7.5g, 荔枝核 25g。

【煎服法】本方亦可浸酒服。

【加减法】痛引腰脊加牛膝、杜仲, 寒甚加肉桂, 虚甚加人参。

【按】大茴辛热，主癫疝阴肿；补骨脂辛苦温，补命火，散寒湿；吴萸辛苦热，逐风寒，主阴疝；乌药辛温香窜，主血凝气滞。以上四味，为寒湿疝气之要药，草薢除湿，木瓜缓筋急，木香、砂仁止冷痛，荔枝核擅止疝痛。综合各药性效，全方祛厥阴之寒湿，疏气以止痛。此为辛温之剂，如寒湿郁久成热者不宜用。

③温通利湿法（丁甘仁方）

【组成】柴胡 7.5g，炒桂枝 7.5g，荔枝核 15g，橘核 15g，香附 15g，延胡索 15g，茴香 5g，小青皮 10g，云苓 15g，泽泻 15g，路路通 15g，桔梗 5g，广木香 5g。

【按】侯敬奥认为此治疝气之因于寒者，故用温通之法也。柴胡疏肝，桂枝散寒，茯苓、泽泻利湿，延胡、茴香、香附、青皮、木香、橘核、荔枝核利气行滞以止疝痛，路路通舒畅筋络。

④金铃黄柏散（顾靖远方）

【组成】金铃子 10g，黄柏 10g，车前子 10g，茯苓 10g，泽泻 7.5g，川草薢 25g，延胡索 10g，山楂 10g，青皮 7.5g，橘核（炒研）25g。

【加减法】如湿热内蕴，寒气外束者，加茴香、吴茱萸以散外寒，外煎浓紫苏汤熏洗；如镇逆气，加槟榔、代赭石；散瘀血，加蒲黄、五灵脂；清肝火，加龙胆、黑山栀；舒筋加羚羊角，燥湿加苍术。

【按】金铃子导小肠膀胱经之湿热，通利小便，为疝气要药。黄柏协草薢除湿热，车前、茯苓、泽泻利水渗湿，延胡、楂肉行瘀止痛，青皮、橘核疏滞止痛。全方用意，首在清利湿热，佐以行瘀疏滞之品，以止疝痛。顾氏云："此苦寒清热祛湿之剂，宗丹溪治疝法也。"

⑤治疝痛药酒（顾靖远重订《广笔记方》）

【组成】熟地 400g，山药 200g，丹皮 150g，茯苓 150g，泽泻 150g，枸杞子 200g，巴戟天 100g，牛膝 100g，茴香 50g，沉香 50g。

【煎服法】将糯米 1 升拌药如常造黄酒法，俟浆足，用烧酒 15 斤入糟中，封置大缸内，1 月开用，空心饥时饮一二杯。

原注：此方肾虚人或寒湿成疝作痛者宜之。

【按】疝病都与肝肾二经有关，此方以六味丸去萸肉加枸杞、巴戟、牛膝补肝肾之阴，茴香散寒湿，为病气专药，沉香助阳疏气。

顾靖远云："疝病初起，未有不因寒湿，其邪或结少腹，或结阴丸之上下左右，而筋急绞痛，以寒主收引故也。"缪仲淳的意见：疝病由肾虚寒湿之邪乘虚客之所致。朱丹溪的意见：疝病由肝经有湿热之邪，又因寒气外束，不得疏散，是以痛甚。病气的病因，一般皆由寒湿，但丹溪、仲淳之能，亦非空谈。因为各病都有寒热虚实之辨，不能以一方治一病。

4. 脾胃病

（1）呃逆嗳气

沈老对于饭后呃逆嗳气，以丁香、柿蒂等治呃逆的专药和旋覆花、代赭石等治嗳气的专药共同治疗，效果颇佳。如降逆化浊法治疗肝气犯胃，胃气夹痰涎上逆，以致呕吐痞闷；治肝气横逆呃逆不止方凉肝下气、止呃定痛，为治肝气横逆，气火偏盛之方；治下虚冲气上逆虚呃方补虚降逆，用于肾虚呃逆；治噫气声声不绝方和胃降气，治胃虚客气上升之证等。

①降逆化浊法（丁甘仁方）

【组成】代赭石15g，旋覆花15g，制半夏15g，陈皮10g，云茯苓15g，丁香1.5g，柿蒂7个，姜竹茹15g，江枳壳10g，瓜蒌皮15g，川贝母10g，枇杷叶15g，白蒺藜15g。

【按】本方用旋覆、代赭镇逆下气，瓜蒌、贝母合温胆汤（枳壳、竹茹、半夏、陈皮、茯苓，原有甘草，本法未用）化痰降气，丁香、柿蒂温胃止呃，枇杷叶和胃降气，蒺藜疏肝泻肺。综合全方药性，乃治痰气交阻、气冲而呃之方。

丁香、柿蒂为治呃专药，代赭旋覆花汤原治噫气（即嗳气），今四药并用于一方，降气之力甚大。本方除丁香、柿蒂、蒌皮、川贝，加吴萸、黄连、木香治肝气犯胃，胃气夹痰涎上逆，以致呕吐痞闷、两胁胀痛，或噫气不止者，颇有捷效。

②治肝气横逆呃逆不止方（王士雄方）

【组成】旋覆花15g，代赭石15g，吴茱萸1.5g，黄连7.5g，金铃子15g，延胡索10g，乌药15g，木香7.5g，槟榔7.5g，枳壳15g，沙参15g。

【按】本方用左金丸清肝火以止呃，金铃子散泻肝热以止痛，旋覆、代赭降逆止呃，槟榔、枳壳下气消胀，乌药、木香理气止痛，沙参养肝益肾。综合全方药性，凉肝下气、止呃定痛，为治肝气横逆、气火偏盛之方。如肝强脾弱，或阴虚火旺，本方均不相宜。

③治下虚冲气上逆虚呃方（王士雄方）

【组成】龙骨 20g，牡蛎 20g，青铅 20g，铁落 50g，石决明 20g，蛤壳 20g，龟甲 20g，鳖甲 20g，紫石英 20g，熟地 30g，苁蓉 20g，牛膝 15g，枸杞子 15g，胡桃肉 20g，白薇 10g，沉香末 2.4g。

【按】本方用龙骨、牡蛎、石英、青铅、铁落镇坠之品，降冲气之逆；熟地、苁蓉、枸杞、胡桃填下焦之虚；二甲、白薇、决明补阴清火；沉香降气温肾。综合全方药性，补虚降逆，为肾虚呃逆之良方。稍微加减，亦可用来医治肾不纳气之虚喘。

呃逆者，逆气于下而向上冲喉胸之间，呃呃作声，而无物吐出。其证有兼热者，有兼寒者，有兼气滞者，有兼食滞者，有中气虚者，有阴气竭者。属火属热者，呃逆之声连属而有力，虽手足厥冷，大便必坚，亦宜下之；属虚寒者，呃逆之声低怯而不能上达于咽喉，虽无厥冷，亦宜用丁、附之属以补其阳。凡病皆有寒热虚实之异，临床最宜细辨，庶不致误。

④治噫气声声不绝方（沈仲圭方）

【组成】旋覆花 15g（包煎），代赭石 15g，姜半夏 15g，橘红 7.5g，茯苓 15g，西洋参 5g，麦冬 15g，沉香末 1.2g，砂仁 7.5g，枇杷叶 15g。

【按】林珮琴云嗳气，即《内经》所谓噫也。经言：脾病善噫。又言：寒气客于胃，厥逆从下上散，复出于胃，故为噫。后人因谓脾胃气滞，起自中焦，出于上焦。凡病后及老人脾胃虚者多有之，有肝气乘胃，嗳酸作饱，心下痞硬，噫气不除者。仲景谓，胃虚客气上升，必假重坠以镇逆。本方以洋参、麦冬补胃，旋覆、代赭镇逆，二陈合枇杷叶和胃降气，治胃虚客气上升之证，殊为合宜。沈老曾用本方治噫气声高，频频不绝，投温胆汤加旋覆、代赭少效，改用本方，两剂病除。

（2）呕吐

沈老认为止呕圣药干姜、半夏在临床应用上应加以重视。例如，沈老的加味二陈汤以姜、夏为理气化痰之主药，有温胃开痰止吐之效；安胃降逆法降气止呕，用于胃气上逆之食入即吐等；平肝镇逆、和胃通阳法以平肝镇逆为主，和胃止吐为辅，用于肝气犯胃之脘痛吐酸等；温胃平肝法温胃平肝，亦是止吐之良方。

①加味二陈汤

【组成】姜半夏 15g，广陈皮 10g，茯苓 20g，生甘草 2.4g，白蔻仁 5g，吴茱萸 5g，生姜汁 10 滴。

【按】二陈汤为理气化痰之剂，吴茱萸、蔻仁气味辛热，功能温胃下气、止吐逆、消痞闷；生姜辛温，调中开胃、开痰散气。二陈加此三味，有温胃开痰止吐之效，用于胸痞痰阻，食后漾漾欲吐之症，亦有疗效。

②安胃降逆法（《评琴书屋医略》）

【组成】金石斛 25g，制半夏 10g，细甘草 1.5g，云茯苓 15g，化橘红 1.5g，鲜竹茹 15g。

【煎服法】加生姜 5g 同煎。

【按】本方首用二陈汤和胃顺气，以止呕逆；生姜善散逆气，为呕家圣药；竹茹凉胃清热；石斛平胃气，除虚热；甘草味甘，甘能守中，易致壅气发呕，本非所宜，但以石斛味苦，故只用 1.5g 以减苦味。综合各药性效，有降气止呕之功，用于胃气上逆，食入即吐之症。

③平肝镇逆和胃通阳法（王香岩方）

【组成】代赭石 15g，旋覆花 15g（包煎），法半夏 15g，橘红 7.5g，白茯苓 20g，炒竹茹 10g，瓜蒌 15g，薤白 15g，生姜 3 大片，左金丸 7.5g，金铃子 15g，金石斛 15g。

【按】本方用代赭、旋覆镇肝下气，左金丸夹金铃子抑肝泻火，二陈协竹茹、生姜调中止吐，石斛清虚热、平胃气，瓜蒌、薤白除胸痹疼痛。全方用意以平肝镇逆为主，和胃止吐为辅，药性偏于苦降辛通，宜于肝气犯胃，脘痛吐酸之症。本方系先师经验效方，有覆杯而愈之效。

④温胃平肝法（林珮琴方）

【组成】人参 7.5g，干姜 5g，丁香 5g，制半夏 20g，青皮 7.5g，白芍 15g。

【按】本方用人参补气，干姜、丁香温胃止呕，白芍泻肝火，青皮疏肝气。全方有温胃平肝之效，用于胃阳衰弱，肝木克土，食入不变之呕吐。

仲景书中治呕吐之方颇多，如吴茱萸汤、生姜泻心汤、半夏泻心汤、大半夏汤、生姜半夏汤、半夏干姜散、橘皮汤、橘皮竹茹汤等，疗效亦佳，都可参考。

（3）腹胀

沈老治疗脾胃病腹胀的一般方法都是以消为主。山楂、鸡内金、藿香等消食行气要药，皆是沈老治疗腹胀的常用方药。临床上多用楂曲平胃法治疗因食泄泻、脾胃不和，也可用于食后胀满；香砂养胃汤既调中理气，又消除胀满；启脾丸亦可针对脾胃不和，调气消导；开胃健脾丸则消补兼施，针对脾虚气滞、湿浊内阻、呕呃胀满、肠鸣泄泻等症。

①楂曲平胃法（雷少逸方）

【组成】山楂 15g，神曲 15g，苍术 5g，厚朴 5g，陈广皮 5g，甘草 2.4g，鸡内金 2 枚。

【按】本方即平胃散去陈皮加神曲、山楂、鸡内金三味。平胃散为消导要剂，治宿食不消，满闷呕泻；神曲、鸡内金化水谷，治泻痢。山楂消食滞。本方不仅为因食泄泻之良方，凡脾胃不和之纳谷不香、食后胀满等症，用之亦极适合。

②香砂养胃汤（《沈氏尊生书》）

【组成】香附 2.1g，砂仁 2.1g，木香 2.1g，枳实 2.1g，蔻仁 2.1g，川厚朴 2.1g，藿香 2.1g，白术 5g，陈皮 5g，茯苓 5g，半夏 5g，甘草 0.9g。

【煎服法】加姜、枣煎。

【按】本方即香砂六君子汤去人参，加藿香、厚朴、枳实、蔻仁、香附，共 12 味，汇集芳香温燥之品，有调中理气之效。凡脘腹胀满疼痛、呕吐泄泻、消化迟缓等症、皆可制丸长服。

③启脾丸

【组成】人参 50g，白术 50g，炙甘草 25g，青皮 50g，陈皮 50g，神曲 50g，麦芽 50g，川厚朴 50g，干姜 50g，砂仁 50g。

【煎服法】水泛为丸，如弹子大，每服 1 丸，食前细嚼米汤下。

【按】本方用人参、甘草、白术、干姜以温脾补气，神曲、麦芽、陈皮、砂仁以调气消导，厚朴、青皮以泄满消痞，故对脾胃不和之痞满腹胀之症有效，脾胃虚甚者不太相宜。

④开胃健脾丸（重庆桐君阁方）

【组成】党参 150g，白术 150g，茯苓 150g，炙甘草 40g，神曲 150g，麦芽 150g，山楂 150g，山药 200g，广木香 50g，砂仁 50g，草果 50g，陈皮 75g。

【煎服法】研末为丸。

【按】本方即香砂六君子汤去半夏，加山药健脾止泻，山楂、麦芽消食行气，神曲调中开胃，草果暖胃燥湿。综合全方药性，消补兼施，对脾虚气滞，湿浊内阻，而呈现食不运化、呃呃胀满、肠鸣泄泻等症，用之颇佳。

（4）胃脘痛及胃、十二指肠溃疡

胃脘痛及胃、十二指肠溃疡是目前常见的消化系统疾病之一。沈老对此也颇有见地，认为此病一般有气郁、血瘀、食积、痰饮之别。治疗方法上，疏肝和胃法调气止痛，专治肝气犯胃之脘痛；治肝气犯胃脘胁作痛呕吐酸水食不得下方聚集芳香理气、活血止痛之品，以治脘胁作痛、呕逆吐酸之症；治肝气痛脉虚得食稍缓方用养阴疏肝法，不用辛香破气之品，对胃痛虚者用之最宜；沉桂止痛散用于急速止痛，止吐逆、消痞闷；治消化性溃疡方以解胃酸、治溃疡为主，兼有健脾止痛之功；溃疡病合剂利气活血，清火解酸；治胃溃疡方止血之力大，止痛之力弱，用于虚人胃溃疡病。

①疏肝和胃法（裘吉生经验方）

【组成】甘松 7.5g，制香附 15g，煅瓦楞 20g，九香虫 5g，刺猬皮 15g，沉香 15g，降香片 7.5g，延胡索 15g，左金丸 5g，甘蔗汁 1 杯，生姜汁半茶匙。

【按】胃脘痛有气郁、血瘀、食积、痰饮之别，又有因寒、因火、因虫、因虚之不同。本方以甘松、香附、沉香理气，延胡活血，九香虫疏胸腹滞气，瓦楞子消癥，猬皮凉血，姜汁辛温畅胃，甘蔗汁甘寒和胃，左金丸消肝火而止呕。全方用意在于调气止痛，专治肝气犯胃之脘痛。本方系浙江绍兴裘吉生治肝胃不和，当心而痛之临床验方，余常用之，确有显效。

②治肝气犯胃脘胁作痛呕吐酸水食不得下方（《本草用法研究》）

【组成】佛手 25g，香附 25g，延胡索 25g，广木香 25g，砂仁 25g，吴茱萸 25g，黄连 25g，沉香 50g，丁香 50g，麝香 1.5g，附片 7.5g，五灵脂 7.5g，蒲公英 7.5g，甘草 25g。

【煎服法】以上 15 味，共研细末，另用煅石决明 100g，煅瓦楞子 100g，路路通 100g，旋覆花 100g（绢包），新绛（可改红花）100g，乌药 100g，青葱管 1 把，以上 7 味煎汁泛丸。

【按】本方聚集芳香理气、活血止痛之品，以治脘胁作痛、呕逆吐酸之症。

乌药、香附、沉香、佛手理气以止痛；附子、麝香温胃以止痛；延胡、灵脂、当归活血以止痛；旋覆、新降、青葱即《金匮》治肝着的旋覆花汤，有通阳活血之效。黄连、茱萸即左金丸，佐以丁香温中下气而止呕逆，香砂疏肝和胃而祛胀满。例如，蒲公英（配合砂仁、陈皮治胃脘胀痛）、路路通均为止痛药，瓦楞子（配合橘皮治胃酸过多）为解酸药。本方香燥之品居多，对胃寒脘痛最为合宜，如脉象弦细、舌质绛色、便秘尿短者，不可轻用。

③治肝气痛脉虚得食稍缓方（《冷庐医话》）

【组成】北沙参 15g，金石斛 15g，归须 15g，白芍 15g，甘草 5g，木瓜 10g，茯苓 15g，橘红 7.5g，鳖血炒，柴胡 7.5g。

【按】本方以柴胡疏肝气，沙参、石斛养肝阴，白芍、甘草、归须和血止痛，橘红、茯苓、木瓜抑木崇土。此为养阴疏肝法，不用辛香破气之品而奏止痛之效，胃痛虚者用之最宜。

④沉桂止痛散（叶橘泉方）

【组成】沉香 15g，安桂 15g，白蔻仁 11.2g，黄连 11.2g。

【煎服法】共研细粉，每用 1.2g，每日 4 次，温水送服。

【按】肉桂温通血脉，沉香温中行气，均治心腹疼痛。蔻仁除寒燥湿、化食宽胀，黄连燥湿泻火（蔻仁辛热，黄连苦寒，二味合用，犹如姜连丸中姜、连合用）。本方肉桂配沉香，意在急速止痛；蔻仁配黄连，意在止吐逆、消痞闷。本方虽有黄连，仍属燥热之剂，阴虚火旺之体忌用。

⑤治消化性溃疡方（《浙江中医杂志》试刊号）

【组成】党参 15g，白术 15g，甘草 10g，白芍 15g，白及 15g，乌贼骨 20g。

【加减法】泛酸多者加左金丸、煨益智仁，疼痛剧烈者加甘松、木香，呕血或大便有隐血者加仙鹤草、乳香珠，大便秘结者加瓜蒌仁、麻仁。

【按】本方以党参、白术健脾，白芍、甘草止痛，乌贼骨除胃酸过多，白及祛腐生新。全方用意以解胃酸、治溃疡（白及，本草记载主恶疮、痈肿、败疮，可知其有祛腐逐瘀生新之功用）为主，兼有健脾止痛之功。所加各药，左金丸协益智治酸水上泛，甘松、木香理气止痛，仙鹤草、乳香止吐血下血，麻仁、瓜蒌润大肠。

⑥溃疡病合剂（福建省人民医院经验方）

【组成】制乳香 10g，没药 10g，茱萸 1.5g，黄连 5g，香附子 15g，台乌药 10g，广木香 7.5g，砂仁 7.5g，川楝子 15g，延胡索 10g，海螵蛸 20g。

【按】本方用药 11 味，吴茱萸、黄连为左金丸，治肝火旺盛，吐酸吞酸。金铃子、延胡为金铃子散，泻肝火，治脘腹痛。香砂疏肝醒脾，消食止呕。香附、乌药疏气止痛，兼治痞满。乳香、没药活血调气，生肌止痛。海螵蛸和血除湿，近人用作制酸药，对胃酸过多及胃溃疡有解酸止血之效。综上各药性能，可知本方有利气活血、清火解酸之功效，用于胃及十二指肠溃疡的胃病、呕吐酸水、痞满嗳气等症。

⑦治胃溃疡方（近人方）

【组成】山药 50g，甘草 10g，乌贼骨 15g，茯苓 25g，白芍 20g，薏苡仁 25g，川贝母 5g，仙鹤草 10g，阿胶 20g，瓦楞子 20g。

【按】本方以山药、薏苡仁、茯苓健脾益胃，乌贼、瓦楞制酸，白芍、甘草止痛，仙鹤草、阿胶止血。综合全方功用，补虚制酸止血之力大，止痛之力弱，用于虚人胃溃疡病，似更合宜。

胃溃疡之重要证候为胃痛、吐血、呕吐，却不一定呈现全部症状。胃痛有广泛性疼痛与局限性疼痛，诊断上之重要所见为局限性压痛。幽门部溃疡，压痛在心窝正中线，或稍偏右；小弯部溃疡在左心高部，或于左季肋部有疼痛。胃出血的出现为吐血、下血、潜血。常兼有胃酸过多、嘈杂、吞酸、口渴、食欲或平常或亢进、大便多秘结。十二指肠溃疡的症状多与胃溃疡相同，不过胃痛的时间有差别。胃溃疡多在食后作痛，十二指肠溃疡则在食后 2~4 小时作痛。本病治法以制酸及化瘀生肌为最要，故乌贼骨、白及二味为本病主药。重庆市第一中医院治疗本病的经验为，以白及粉（每用一钱，每日三次）或乌贝散（乌贼骨六分，浙贝母四分，共研为末，每用一钱，每日三次）为主，再配合其他方剂，试用 11 例，成绩颇佳。

（5）腹痛

沈老认为，"腹痛气滞者多，血滞者少，理气滞不宜动血，理血滞则必兼行气也"。对于不同原因的腹痛，他有自己的用药方法。如温通理气法治肝气犯胃，胃寒脘腹作痛；加味芍甘汤治虚寒腹痛；五磨饮用于胃脘腹痛因气郁不舒，痞塞攻痛者；温运中宫法温运脾阳，理气止痛；治经行腹痛方行气血，治痛经，对经闭血滞，小腹满痛效果佳；槟黄丸所用槟榔、雄黄、绿矾三味，皆能杀虫，虫去则腹痛自止。

①温通理气法（丁甘仁方）

【组成】姜半夏15g，陈皮7.5g，茯苓15g，苏梗15g，佩兰15g，陈香橼5g，砂仁壳7.5g，桂心7.5g，乌药10g，川楝子15g，白芍15g，瓦楞子25g，橘叶10g。

【按】本方治肝气犯胃，胃寒脘腹作痛。用桂心温胃活血，乌药、砂仁、苏梗、香橼理气化痛，二陈协佩兰和胃化浊，川楝、橘叶、瓦楞平肝泻木。综合各药性能，有温通理气、平肝泻木之效。

②加味芍甘汤（张仲景方加减）

【组成】白芍10g，当归15g，桂心7.5g，炙甘草7.5g，大枣4个。

【按】白芍、甘草即芍药甘草汤，乃健脾之剂，能治血虚腹痛。当归和血散寒，桂心温经活血，大枣滋脾缓痛。综合全方功用，有温通血脉、甘缓止痛之效，治血虚腹痛，遇饥遇劳更甚者。曾用小建中汤治虚劳腹痛，收效颇速，此方即小建中汤去姜、饴加当归，比原方更进一步，治虚寒腹痛，确为良方。

③五磨饮

【组成】广木香、真沉香、炒枳实、槟榔、台乌药。

【煎服法】以上五味等分，共研细末，瓷瓶收贮，每用5g，开水送下，虚人用党参、炙甘草、大枣煎汤送下。

【按】木香、沉香调气开郁，枳实、槟榔降气破结，乌药专疏气滞。方中各药疏气止痛，凡胃脘腹痛因气郁不舒、痞塞攻痛者，用之有效。本方药性过于散气，必须证实脉实者，方可暂用。

④温运中宫法（沈仲圭方）

【组成】台党参20g，干姜7.5g，炙甘草7.5g，广木香10g，砂仁10g，法半夏15g，陈皮10g，茯苓15g，乌药15g。

【按】本方治脾阳衰弱、外感寒邪（太阴中寒）之腹痛喜热喜按，脉象沉迟，或吐或泻。用党参、干姜、甘草温中散寒，乌药、香砂理气止痛，二陈和中止呕。综合全方功用，温运脾阳，理气止痛。如虚甚寒重加附子，泄泻加白术。

⑤治经行腹痛方

【组成】当归 15g，白芍 15g，川芎 7.5g，广陈皮 7.5g，云茯苓 15g，制香附 15g，延胡索 15g，山茱萸 5g，粉丹皮 10g。

【加减法】经期延迟，经色淡者，加官桂、炮姜、艾叶各 5g。经期超前，经色紫者，加条芩 15g。

【按】本方用当归、白芍养血，陈皮、茯苓和胃，香附、延胡、丹皮、川芎活血利气，茱萸主心腹冷痛。综合各药性效，行气血、治痛经，对经闭血滞、小腹满痛之证，余曾用之，奏效颇速。

⑥槟黄丸（《顾氏医镜》）

【组成】鸡心槟榔、雄黄、制绿矾。

【煎服法】以上等量各分为末，饭丸如米大，每服 5~15g，服药之日，先勿食物，空心白汤送下。

【按】虫痛之证，痛有休止，面生白斑，或吐清水，淡食而饥则痛，厚味而饱则安。本方用槟榔、雄黄、绿矾三味，皆能杀虫，虫去则腹痛自止。

林珮琴云："大抵腹痛寒淫为多，热淫为少，以阴寒尤易阻塞阳气也。腹痛气滞者多，血滞者少，理气滞不宜动血，理血滞则必兼行气也。古谓病则不通，通则不痛。故治痛大法，不外温散辛通，而其要则，初用通腑，久必通络，尤宜审虚实而施治。"林氏这段话将治痛大法概括无余，诚为可贵，特附于此，以备参考。

（6）泄泻

治疗泄泻之法亦有很多，沈老在临床上有相应的治疗心得。如疏邪化浊法治外有感邪，内有湿浊之身热泄泻；加味五苓法治湿胜则濡泻；醉乡玉屑方以燥湿为主，利水消食为辅，用于食泻、水泻；温中化浊法治中寒泄泻；益火扶土法为治脾肾虚寒，久泻不止，适用于慢性肠炎等；脾肾双补丸治脾肾两虚，久泻不止之虚寒证。

①疏邪化浊法（丁甘仁方）

【组成】大豆卷 15g，生薏苡仁 15g，扁豆衣 10g，山栀皮 10g，焦六曲 15g，赤茯苓 15g，佩兰叶 10g，枳壳 10g，车前子 15g，桔梗 5g，鲜荷叶 1 角（连脐）。

【按】侯敬舆云："此治邪湿交阻而泄泻之法也。"佩兰、荷叶芳香化浊，扁豆、神曲健脾化积，茯苓、苡仁、车前行水化湿，豆卷疏邪，栀皮除热。此治外有感邪，内有湿浊，身热泄泻之方，但内湿重于外邪，故方义注重行气化湿、淡渗利溺。

②加味五苓法

【组成】土炒白术 15g，茯苓 15g，猪苓 15g，泽泻 15g，官桂 2.4g，藿香 7.5g，川厚朴 7.5g。

【按】本方以五苓散渗湿，加藿香、厚朴辛温燥湿，乃治湿胜则濡泻之法。

③醉乡玉屑方（《古今医统大全》）

【组成】苍术 7.5g，川厚朴 7.5g，广陈皮 7.5g，炙甘草 2.4g，焦鸡金 50g，丁香 1.2g，砂仁 2.4g（冲），车前子 10g，泽泻 10g。

【按】本方以平胃散除湿祛满，车前、泽泻利水，丁香、砂仁温胃调气，鸡内金消水谷、治泻痢。全方以燥湿为主，利水消食为辅，用于食泻、水泻。

④温中化浊法（丁甘仁方）

【组成】制附片 10g，桂枝 10g，川厚朴 7.5g，干姜 7.5g，广藿梗 10g，姜半夏 15g，煨姜 7.5g，佩兰梗 10g，广陈皮 7.5g，白茯苓 15g，焦神曲 15g，车前子 15g。

【按】本方用附片、桂枝、二姜温脾逐寒，藿梗、厚朴、陈皮醒脾化浊，半夏、神曲调中行气，车前、茯苓利水除湿。此治中寒泄泻之方，多有脉沉细、苔淡白、腹痛绵绵、大便鹜溏等症，故以温化法治之。

⑤益火扶土法（丁甘仁方）

【组成】白术 15g，益智仁 15g，木香 2.4g，云茯苓 15g，炮姜炭 2.4g，诃子皮 7.5g，炙甘草 5g，补骨脂 15g，御米壳 7.5g，佩兰 7.5g，陈皮 7.5g，谷芽 15g。

【按】《黄帝内经》云："寒入下焦，传为濡泻。"此言久泻伤脾，子病传母，宜用温涩之法。本方以白术、炮姜、甘草，合诃子、御米壳理中焦以止泻，益智仁、补骨脂补命火以生土，陈皮、茯苓、木香、谷芽调气和胃。综合全方药性，为治脾肾虚寒久泻不止之良剂。沈老曾用此方治慢性肠炎有显效。

⑥脾肾双补丸（顾靖远方）

【组成】人参 200g，炒山药 200g，炒莲肉 200g，橘红 100g，砂仁 100g，车前子 200g，补骨脂 200g，肉豆蔻 200g，五味子 200g，菟丝子 200g，巴戟 200g，

山萸肉 200g，茯苓 200g。

【煎服法】共研细末，炼蜜为丸，如绿豆大，空心饥时服。虚而有火者，去人参、豆蔻、补骨脂、巴戟天。

原注：此方补脾温肾、酸收固涩四法同用，经所谓"虚者补之，寒者温之，散者收之，滑者涩之"是也。

【按】肾泻即五更泻，溏而不甚，累年不愈，由肾虚火衰所致。本方系参苓白术散合四神丸加减而成。顾靖远谓："此方补脾温肾、酸收固涩，四法同用。"沈老认为此方于补涩之中，仍佐调中开胃、利水祛湿之品，补而不滞，尤为可贵。人参、莲肉、山药、肉豆蔻补脾以止泻，补骨脂、五味子、菟丝、巴戟、萸肉补肾以固脱，橘红、砂仁和胃醒脾，车前子利小便以通大便。此方治脾肾两虚，久泻不止，诚为佳品。

（7）虫积

沈老认为治虫以先攻逐，后调和脾胃为宜。治疳积生虫方杀虫除积，用于绦虫病；下虫丸能杀蛔虫、绦虫、蛲虫，并通大便。治虫的同时，胃滞者兼消导，脾胃气强，虫乃不生。

①治疳积生虫方（近人方）

【组成】雷丸 5g，槟榔 5g，黑丑 1.5g，五谷虫 5g，使君肉 5 个。

【煎服法】共为细末，每服 0.9g。用鸡蛋 1 个，打破空端，纳药于内，外用湿纸封固，饭上蒸熟，令患儿食之，药完病愈。

【按】使君子健脾胃，杀蛔虫；雷丸消积，杀绦虫；槟榔消食，杀绦虫、姜片虫；五谷虫清热，治疳积；牵牛利大小便。综合各药性效，杀虫除积，用于绦虫病。

②下虫丸（《兰台轨范》）

【组成】苦楝根皮为末，曲糊丸，弹子大。如欲服药，宜戒午饭，晡时预食油煎鸡蛋饼一二个，待上床时，白滚汤化下一丸，至五更，取下异虫为效。

【按】苦楝根皮能杀蛔虫、绦虫、蛲虫，并通大便。本方药少而力专，颇堪珍贵。林珮琴云："凡治虫势骤急者，行攻逐，如大黄、黑丑、干漆、槟榔、三棱、莪术等，虫去则调其脾胃。势缓者用制伏，如川连、胡连、乌梅、苦参、苦楝、川椒、芜荑、鹤虱等。脾弱者兼运脾，胃滞者兼消导，脾胃气强，虫乃不生。"林氏所言，语极精简，确为治虫大法。

（8）水肿

沈老认为泻水之法，不外发汗、利尿两种。故治水肿以发汗利尿为主，疏坚饮行水消肿，为实证之直捷治法；实脾饮温补脾肾，行气消肿，用于肿胀虚证；麻附五苓散在五苓散中加麻黄以消水，附子以温肾，对周身水肿有行水消肿之力；鸡矢醴能下气消积，通利大小便；绿豆附子汤温脾逐寒，利水消肿；导水茯苓汤导水治肿，宜用于阳水；补化汤对于脾阳不振，肾气衰微者，标本兼顾，补泻互用。

①疏坚饮（《济生方》）

【组成】商陆 0.3g，茯苓皮 0.3g，大腹皮 0.3g，泽泻 0.3g，木通 0.3g，赤小豆 0.3g，羌活 0.3g，秦艽 0.3g，槟榔 0.3g，椒目 0.3g，生姜皮 3 片，大枣 3 枚。

②实脾饮（《济生方》）

【组成】白术 15g，茯苓 15g，甘草 1.5g，煨附子 10g，炮姜 5g，厚朴 5g，草豆蔻 5g，木瓜 10g，大腹子 15g，木香 5g，生姜 3 片，大枣 3 枚。

【按】沈金鳌云："水肿有阴阳之别，阳水多外因，其肿先现上体，其脉沉数，其症兼发热烦渴、溲赤便秘，轻则四磨汤、五苓散，重则疏凿饮子。阴水多内因，其肿先现下体，其脉沉迟，其症兼身凉不渴，溲清便利或溏，宜实脾饮。"疏坚饮行水消肿，为实证之直捷治法。实脾饮温补脾肾，行气消肿，用于肿胀虚证。

③麻附五苓散（张仲景方加减）

【组成】猪苓 15g，茯苓 15g，白术 15g，泽泻 15g，肉桂末 2.4g，麻黄 10g，附块 20g。

【按】沈金鳌云："业师庆曾先生尝谓余曰：肿胀门惟水病难治。其人必真火衰微，不能化生脾土，故水无所摄，泛溢于肌肉间，法惟助脾扶火，足以概之。而助脾扶火之剂，最妙是五苓散。肉桂以益火，火缓则水流；白术以补土，土实则水自障；茯苓、猪苓、泽泻以引水，则水自渗泄而可不为患。每见先生治人水病，无不用五苓散加减，无不应手而愈如响应者。"观此一段记载，可知五苓散为水肿要方，随症化裁，可奏水走肿消之效。今于五苓散中加麻黄以消水，附子以温肾，对周身水肿有行水消肿之力。

④鸡矢醴

【组成】羯鸡矢 800mL，无灰酒 3 碗。

【煎服法】以上共煎至一半许，用布滤取汁，五更热饮，则腹鸣，辰巳时行二三次，皆黑水也。次日觉足面渐有绉纹，又饮一次，则渐绉至膝上，而病愈矣。

【按】李时珍云："鼓胀生于湿热，亦有积滞而成者，鸡屎能下气消积，通利大小便，故治阳鼓胀有殊功，此岐伯神力也。醴者，一宿初来之酒醅也。"鸡矢宜雄鸡者，在腊月预收，用时取干鸡矢半斤，袋盛，以酒醅1斗，渍7日，温服3杯。或研为末，酒下10g。

⑤绿豆附子汤（《朱氏集验方》）

【组成】绿豆250mL，大附子1只（去皮脐，每片切作50g）。

【煎服法】以上加水3碗，煮熟，空心，卧时食豆。次日将附子两片作四片，以绿豆250mL，如前煮食。第三日别以绿豆、附子如前煮食。第四日如第二日法煮食。水从小便下，肿自消，未消再服。忌生冷盐酒60日，无不效者。

【按】附子温脾逐寒，绿豆利水消肿，且绿豆甘寒，可解附子之热毒。

⑥导水茯苓汤

【组成】茯苓150g，麦冬150g，泽泻150g，白术150g，桑皮50g，紫苏50g，槟榔50g，木瓜50g，大腹皮37.5g，陈皮37.5g，砂仁37.5g，木香37.5g。

【煎服法】共为粗末，每用25g，布包，加灯草25根煎服。如病重者，可用药250g，再加麦冬100g，灯草25g，水一斗，于砂锅内熬至一大盏，温服。

【按】顾靖远云："此导水之平剂，治头面偏身肿如烂瓜，手按之塌陷，手起则随手而起，喘满倚息，小便涩少。此即《内经》水肿之证，经言：水始起也，目窠上微肿，颈脉动，时咳，阴股间寒，足胫肿，腹乃大，其水已成。以手按其腹，随手而起，如裹水之状。其论肿的病因说：三阴结谓之水。三阴者，手太阴肺、足太阴脾也。"本方以白术理脾，麦冬清肺，使脾能传输水津于上，肺能通调水道于下，日无泛滥成肿之患。其余木香、砂仁、陈皮之利气，茯苓、泽泻、二皮之导水又为治肿之常法。本方方后注云：重症用药250g，再加麦冬100g，灯草25g。虽重症必需重剂，但麦冬甘寒，灯草利窍，皆于已虚之体不宜。本方只宜用于阳水，阴水忌用。

⑦补化汤

【组成】漂於术2.5g，漂茅术2.5g，厚朴2.5g，茯苓15g，干姜1.5g，附片

10g，桂枝 2.5g，荜澄茄 2.5g，茵陈 10g，木香 2.1g，泽泻 2.5g，木通 2.5g。

【煎服法】以上另用雄鸡矢 100g，开水淋汁，煎服。每日另化吞十香丸 1 枚。守服十余日，大气自运，中满自消矣。

【按】水肿之本，多由脾阳不振，肾气衰微。本方以桂枝、附子补命火，白术、茯苓、干姜振脾阳，此为治肿之本。水气结而不通，则周身浮肿，故以泽泻、木通、茵陈、厚朴、木香运气利水，此为治肿之标。荜澄茄暖脾胃、除腹胀，鸡矢下气利二便，十香丸主寒凝气滞，均为本方有力之辅佐。综合各药性效，标本兼顾，补泻互用。如肿病见神色枯悴，面目淡黄，脉象迟濡，或弦大无力，舌白不渴等症，用本方最宜。

附　十香丸：治一切气滞寒凝诸病

【组成】煨木香、沉香、泽泻、乌药、陈皮、丁香、小茴香、香附（酒炒）、荔枝核（煨焦）。

【煎服法】以上 9 味各等分，皂角微火烧至烟尽，按照各药减半，为末，酒糊丸，弹子大，磨化服。癫疝之属温酒下。

【按】徐大椿云："水肿之病，千头万绪。虽在形体，而实内连脏腑，不但难愈，即愈最易复发。所以《内经》针水病之穴，多至百外，而调养亦须百日，反不若鼓胀之证，一愈可以不发。治此证者，非医者能审定病证，神而明之，病者能随时省察，潜心调养，鲜有获痊者。"

程国彭云："水肿既消之后，宜用理中汤健脾实胃。或以《金匮》肾气温暖命门，或以六味加牛膝、车前泻肾水，清余热，庶收全功。"

泻水之法，不外发汗、利尿两种。如麻黄、羌活、防风、柴胡、牛蒡子、葱白、忍冬藤之类，皆可开鬼门；如泽泻、木通、灯心、冬葵子、蜀葵子、葶苈、防己、昆布、海藻、海金沙、赤小豆、茯苓、猪苓之类，皆可洁净府。上下分消，水气自去。至于泄水猛药，如甘遂、芫花、大戟、商陆、续随子等，以其性猛，中病即止，并须注意调养，方无复发之虞。

（9）痢疾

痢疾是常见的传染病之一，古代医家有很多止痢的药方，对此沈老也有自己的看法。比如，治痢散宜于痢疾初起，腹不胀痛者；王太史治痢奇方和解清热，破结消积，调气行血，为治痢之神剂；痢疾效方，积滞腹胀痛者用之；小香连丸温凉并进，用于痢证；噤口痢方以甘平养胃之品缓缓调补；加味参苓白术散不仅治噤口痢，对脾虚久泻用之亦有效。

①治痢散（《医学心悟》）

【组成】葛根 500g，苦参 500g，陈皮 500g，陈松 500g，萝茶 500g，赤芍 1000g，麦芽 1000g，山楂 1000g。

【煎服法】研细末，每服 20g，水煎，连末药服下，小儿减半。忌荤腥煎炒诸物。

【按】痢之病源，总由先感暑热，继食生冷，暑热为阴寒所遏，遂郁伏肠间而成痢。故以葛根鼓舞胃气，陈松、萝茶、苦参清化暑热，麦芽、山楂消宿食，赤芍行血则便脓愈，陈皮调气则后重除。唯本方只宜于痢疾初起，腹不胀痛者。

②王太史治痢奇方

【组成】黄连 10g，黄芩 10g，白芍 10g，当归 7.5g，红花 1.5g，桃仁 7.5g，枳壳 15g，青皮 7.5g，槟榔 7.5g，厚朴 7.5g，木香 2.4g，楂肉 15g，地榆 15g，甘草 5g。

【加减法】如单白无红，去桃仁、地榆加橘红；涩滞甚者加酒军 10g；腹痛甚加延胡；如发热者加柴胡；若病至月余，脾胃弱而虚滑者加参、术。

【按】顾靖远云："此方和解清热，破结消积，调气行血，为治痢之神剂，即芍药汤之法，随痢之新久，而加减用之。"

③痢疾效方

【组成】广木香 200g，苦参 200g。

【煎服法】共为末，将甘草 500g 煎膏和丸，桐子大，每服 15g。

【按】苦参苦寒清热，木香辛温除后重，甘草甘平和中，若病由积滞腹胀痛者，宜加消导药煎汤送下。

④小香连丸

【组成】蕲艾 400g，陈香薷 400g，苦参 400g，青木香 150g，甘草 50g，川黄连 100g，槟榔 200g，牵牛子 200g，乌药 300g。

【煎服法】共为末，水丸，外加川郁金 100g，研末为衣。白痢砂糖汤下，余俱姜汤下，每服 10 ~ 15g，量大小投之，效在大香连丸之上。

【按】本方以苦参、黄连苦寒清热，艾叶、乌药温中开郁，木香、槟榔除后重、牵牛、香薷利二便。综合各药性效，温中焦，泻下焦，清利暑热，顺气磨积。王馥原论痢疾云："时医冒为高古，擅用温热者十有其二，妄用凉泻而称稳当者十有七八，殊不知各得其偏，而未协中和之道。是证治法，太凉不得，太热不得。"又云："叔和氏云：诸痛属寒。经云：诸痛属火。余执其中以治痢证，每用温凉并进之法，往往获效如响。"王氏为晚清绍兴名医，其治痢经验为温凉并进，正与本方用药相同。由此可知本方用于痢证，其效定在一般套方之上。

⑤噤口痢方

【组成】老藕捣汁煮热，稍和砂糖频服。

【按】下痢而不能食，此为胃气已散，但大剂竣补，又非所宜。故以甘平养胃之品缓缓调补，冀其胃气稍复，方可用收涩之药止其痢。

⑥加味参苓白术散（吴鞠通方）

【组成】人参10g，白术7.5g，茯苓7.5g，扁豆10g，薏苡仁7.5g，桔梗5g，砂仁2.1g，炮姜5g，肉豆蔻5g，炙甘草1.5g。

【煎服法】共为细末，每服6.5g，香粳米汤调服，日2次。

【按】吴鞠通云："积少痛缓，则知邪少。舌白无热，形衰不渴，不饥不食，则知胃关欲闭矣。脉弦者，《金匮》谓：弦则为减，盖谓阴精阳气俱不足也。"此病邪少虚多，故用甘平益胃之剂调补中焦，稍佐淡渗除湿，温涩止痢。

吴氏又云："参苓白术散原方兼治脾胃而以胃为主者也。其功但止土虚无邪之泄泻而已。此方人参、茯苓、白术加炙甘草则成四君矣，加扁豆、苡仁以补脾胃之体，炮姜以补脾肾之用，桔梗从上焦开提清气，砂仁、肉蔻从下焦固涩浊气。上下斡旋，冀其胃气渐醒，可以转危为安。"此方不仅治噤口痢，对脾虚久泻，用之亦有效。

5. 肾病

肾藏先后天之精，肾精化为肾气，其中对机体有温煦、激发、兴奋、蒸化、封藏和制约阴寒等作用者称为肾阳，亦称为元阳、真阳、真火；对机体有滋润、宁静、成形和抑制过度阳热等作用者称为肾阴，亦称为元阴、真阴、真水。肾阳能促进人体的新陈代谢即气化过程，促进精血津液的化生并使之转化为能量，使人体各种生理活动的进程加快，产热增加，精神振奋；肾阴则抑制或减缓人体过度的新陈代谢过程，使精血津液转化的能量减少，人体各种生理活动的进程减慢，产热相对减少，并使气聚成形而为精血津液，精神也趋于宁静内守。二者相反相成，共同调节、控制人体的脏腑功能活动和精血津液的代谢过程。

（1）腰痛

腰痛多见于肾虚诸证，故以补肾温肾为主，沈老亦长于治疗肾虚诸证。温和疏化法补肾益血，祛风寒湿痹，用于腰背酸痛、上连颈项等症；聚宝丹用于气血凝滞之腰痛，又治闪挫或跌仆损伤之腰痛；青娥丸性非大补而系燥热，故肾阳虚弱或受寒湿以致腰痛者，均可用之；鹿茸丸治肾阳衰弱之腰痛。

①温和疏化法（张简斋方）

【组成】橘核7.5g，桑寄生20g，秦艽10g，秦当归10g，桂枝5.6g，白芍10g，杜仲10g，炒怀牛膝7.5g，云苓15g，甘草2.4g，干姜2.4g，炒防风7.5g，地黄20g，北细辛1.2g，川芎5g。

【按】本方用四物汤合秦艽养血祛风，桂枝温经散寒，防风、细辛散风胜湿，干姜、茯苓温脾除湿，杜仲补腰膝，牛膝、桑寄生强筋骨，橘核主腰肾冷痛。综合诸药性效，全方补肾益血，祛风寒湿痹，用于腰背酸痛、上连颈项等症。本方除治腰背痛外，慢性风湿性关节炎亦可酌用。

②聚宝丹（《顾氏医镜》）

【组成】木香15g，沉香15g，砂仁15g，麝香2.4g，延胡索15g，乳香15g，没药15g，真血竭6.5g。

【煎服法】为细末，糯米粉糊丸，如弹子大，朱砂为衣。或酒，或随证用汤化服。

【按】顾靖远云："此方气血兼理，治诸痛颇效者，以凡痛必因气滞血凝故也。"本方用沉香、木香、砂仁调气，麝香辛香止痛，乳香、没药、延胡活血，血竭散瘀。本草记载没药主金创杖伤，血竭主金创折跌，故本方除用于气血凝滞之腰痛外，又治闪挫或跌仆损伤之腰痛。

③青娥丸（《太平惠民和剂局方》）

【组成】胡桃20个，补骨脂300g，蒜120g（熬膏），杜仲800g。

【煎服法】共为末，丸如桐子大，温酒下，妇人淡醋汤下30丸。

【按】杜仲补肝肾、强筋骨，胡桃、补骨脂温补命门，以上3味均主腰脚痛。大蒜辛温，祛寒湿。综合各药性效，可知本方性非大补而系燥热，故肾阳虚弱或受寒湿以致腰痛者，均可用之。

④鹿茸丸（《普济本事方》）

【组成】鹿茸 50g，菟丝子末 50g，舶上茴香 25g。

【煎服法】上药为末，羊肾 1 对，酒煮烂，去膜研和，丸桐子大。如羊肾少，入酒糊佐之。每服三五十丸，温酒或温汤下。

【按】鹿茸甘温，生精补髓，养血补阳，治腰肾虚冷。菟丝甘辛，补三阴。茴香辛热，补命门。综合各药性效，可知本方乃治肾阳衰弱之腰痛。《类证治裁》定本方之适应证为脉微无力，小便清利，神疲气短。肾阴虚者亦有腰痛，但脉多细数，虚火时炎，小便黄赤，宜用六味地黄丸一类方。

林珮琴云："凡腰脊酸软，绵绵作痛，并腿足酸软者，肾虚也。遇阴雨则隐痛，或久坐觉重者，湿也。得寒则痛，喜近温暖者，寒也。得热则痛，喜近清凉者，热也。闪挫或跌仆损伤者，血瘀也。肝脾伤，由忧思郁怒者，气滞也。负重致痛者，劳力也。凡此则属标，而肾虚为本。"观林氏之言，可见腰痛之原因不一，但以肾虚为本。分标本之病因，别补泻温凉之治法，乃临床家首当注意之关键问题也。

（2）遗精

遗精多为梦中泄精，偶尔遗精为正常现象，但多梦遗为病。沈老从不同角度治疗遗精，如宁心益肾固精法固精并清心火，交心肾；益胃固精法以补肾水、敛元精、安心神、清相火为主，可为遗精治法的一般准绳；填精潜阳固涩法以补精潜阳为主，养阴固精为辅，用于肾精素亏、相火易动之证；大补阴丸滋肾阴、泻相火，用于火动精遗之证；桂枝加龙骨牡蛎汤固涩止遗、调和营卫，用于虚劳遗精、小腹弦急、目眩及心悸、失眠、遗尿等症。

①宁心益肾固精法（《评琴书屋医略》）

【组成】桑螵蛸 15g，云茯神 15g，大麦冬 10g，建莲子（连心）25g，熟枣仁 7.5g，制远志 1.5g，龟甲 25g，龙骨 15g（先煎）。

【加减法】或加菖蒲、云黄连各 0.9 ～ 1.2g 为佐。

【按】本方为治梦中泄精之常法。桑螵蛸、龟甲补肾，龙骨、莲肉固精，茯苓、枣仁宁心，麦冬清心火，远志交心肾。本方用药不多，对遗精的病因治疗已面面顾到，古人立方精义，于此可见一斑。

②益肾固精法（丁甘仁方）

【组成】生地 15g，山萸肉 15g，煅龙骨 15g，煅牡蛎 15g，怀山药 15g，泽泻 15g，金樱子 15g，茯神 15g，天冬 15g，北芡实 15g，川黄柏 7.5g，远志 7.5g，白蒺藜 15g，女贞子 15g，莲蕊须 10g。

【按】侯敬舆按："此治遗精之要法也。以生地、怀药、萸肉、泽泻，取六味地黄丸之四以补肾，黄柏、芡实益肾，天冬补肺，蒺藜（宜用沙苑蒺藜）聚精，茯神、远志养心，龙骨、牡蛎、金樱、莲须涩精。于是心肾相交，精关固闭，而遗精可愈也。"

顾靖远云："梦遗者，因梦交而精始出，精滑者，不因梦而精自泄。症状不同，有小便后出多不禁者，有不小便而自出者，或茎中痒痛，常欲如小便者，由肾水虚衰，相火妄动所致。"又引沈氏云："遗病多端，治法大要，总不越乎补肾水，敛元精，安心神，清相火为主。"二氏之说简明扼要，可作为遗精治法的一般准绳。

③填精潜阳固涩法（林珮琴方）

【组成】熟地（用砂仁 15g 拌）150g，鱼鳔胶 50g，龟甲 100g，煅牡蛎 100g，山药 100g，莲肉（去心）100g，菟丝子 100g，茯苓 100g。

【煎服法】共研细末，以猪脊髓和，炼蜜为丸，每服 15g，日服 2 次。

【按】本方用熟地、鱼鳔、猪脊髓厚味填精，龟甲、牡蛎介类潜阳，山药、莲子、菟丝养阴固精，茯苓宁心泻火。综合各药性效，以补精潜阳为主，养阴固涩为辅，用于肾精素亏，相火易动之证。

④大补阴丸（朱丹溪方）

【组成】黄柏 200g，知母 200g，熟地 300g，败龟甲 300g。

【煎服法】研为细末，用猪脊髓和，炼蜜为丸，如梧桐子大，每用 10g，每日 2 次。

【按】本方用熟地、脊髓补阴填精，龟甲补阴益血，知母、黄柏坚肾泻火。此为滋肾阴泻相火之法，用于火动精遗之证。

⑤桂枝加龙骨牡蛎汤（《金匮要略》）

【组成】桂枝 7.5g，白芍 7.5g，龙骨 20g，牡蛎 20g，甘草 5g，生姜 3 片，大枣 3 个。

【按】本方以龙骨、牡蛎固涩止遗，桂枝、白芍、生姜、大枣调和营卫，用于虚劳遗精、小腹弦急、目眩及心悸、失眠、遗尿等症。

（3）阳痿

阳痿一病，多为心病，中药调理亦可。沈老在治疗阳痿方面也有一定的成就。临床上沈老使用葆真丸以温补少阴为主，兼顾厥阴、太阴二经，功能补元阳、涩精气、缩小便、暖腰膝、祛寒湿；用河车大造丸阴阳兼顾，不寒不燥，不仅生精养血、补肾种子，而且有须发、固齿牙、润肌肤、壮筋骨之功；用玉霜丸温补肾阳，固涩精气；用羊肾酒补肾益精，能补腰膝、坚筋骨、祛风湿痹，治老人脚足无力。

①葆真丸（《证治准绳》）

【组成】鹿角胶 400g，杜仲 150g，巴戟肉 50g，远志（甘草汤泡去骨）50g，怀山药 150g，益智仁 50g，五味子 50g，茯苓 150g，大熟地 150g，淡苁蓉 100g，川楝子 50g，沉香 25g，补骨脂 50g，山萸肉 150g，胡芦巴 50g。

【煎服法】以上共为细末，入沉香和匀，以苁蓉好酒煮烂如糊，同炼蜜杵匀，丸如梧子大。每服 50 丸，空心温酒下，以美食压之。

【按】熟地、萸肉、苁蓉、巴戟、鹿角温补肾经，益智仁、补骨脂、胡芦巴补命门之火，杜仲补肝健筋，五味补肾涩精，远志补精壮阳，山药、茯苓、沉香健脾调气，川楝子泻肝火。综合各药性效，本方以温补少阴为主，仍兼顾厥阴、太阴二经，功能补元阳、涩精气、缩小便、暖腰膝、祛寒湿，用于肾气虚衰、阳事痿弱、精寒无子等症。

②河车大造丸

【组成】紫河车 1 具，嫩鹿茸 100g，虎胫骨（狗骨代）100g，大龟甲 100g，怀生地 400g，怀山药 200g，泽泻 150g，白茯苓 150g，牡丹皮 150g，山茱萸 200g，天门冬 150g，麦门冬 150g，辽五味 150g，枸杞子 200g，补骨脂 100g，当归身 200g，菟丝子 150g，怀牛膝 150g，川杜仲 150g，淡苁蓉 150g。

【煎服法】磨细末，炼蜜为丸，如梧子大。

【按】本方首用六味地黄丸协菟丝、牛膝、杜仲补肝肾，补骨脂、苁蓉补命门，鹿茸、枸杞生精助阳，龟甲、二冬滋肾润燥，河车、当归大补气血，五味敛肾涩精，虎骨健骨祛风。综合各药性效，全方阴阳兼顾，不寒不燥，不仅生精养血、补肾种子，而且有乌须发、固齿牙、润肌肤、壮筋骨之功，用于虚损阳痿。

③玉霜丸（《太平惠民和剂局方》）

【组成】龙骨500g，牡蛎150g，木贼150g，牛膝100g，磁石100g，紫巴戟天100g，泽泻100g，石斛100g，朱砂100g，肉苁蓉100g，茴香50g，肉桂50g，菟丝子100g，鹿茸100g，韭子100g，天雄50g。

【煎服法】上药为细末，酒炼蜜各半，和丸如桐子大。每服30丸，空心、晚食前温酒下。

【按】龙骨固精；牡蛎固阳；天雄、肉桂补命门，主脾虚寒泻；茴香补命门，调中开胃；鹿茸养血助阳，主腰肾虚冷；韭子补肝肾，主遗尿泄精；菟丝、巴戟强阴益精，苁蓉、牛膝益髓强筋，以上四味功专补肾；石斛强阴；泽泻泻肾；磁石补肾；丹砂镇心。综合各药性效，全方温补肾阳、固涩精气，用于肾虚滑精、脾虚久泻、阴痿失尿、腰膝冷痛等症，久服续骨连筋、秘精坚髓、安魂定魄、健身壮阳。徐灵胎云："此药秘精纳气，肾中阳虚者最宜。"可谓扼要之论。

④羊肾酒

【组成】生羊腰1对，沙苑蒺藜200g，桂圆肉200g，淫羊藿200g，仙茅200g，薏苡仁200g。

【煎服法】用滴花烧酒20斤，浸7日，随量饮。

【按】本方种子延龄，乌发须，强筋骨，壮气血，添精补髓。有七十老翁，腿足无力，寸步难移。此方甫服四月，即能行走如常，后至九旬，筋力不衰。其方秘而不传，董文敏公重价得之。凡艰于嗣续者，服之即能生子，屡试如神。本方用淫羊藿、仙茅、羊肾、蒺藜诸药，有补肾益精、疗阴痿之功，故能壮强种子。又淫羊藿、仙茅、苡仁有补腰膝、坚筋骨、祛风湿痹之功，故治老人脚足无力。

（4）小便不禁

小便不禁乃膀胱功能失衡，不能开关自如所致。沈老在治疗小便不禁方面也有几个常用方。固脬丸补肾益阴敛强，以助其封藏，固其脬气为主；桑螵蛸心肾并补，尤能制小便过多，对神经衰弱、健忘、尿频等症，功效颇著；麦味地黄汤用六味地黄合麦冬滋阴清火，五味补肾敛气，乃治肝肾阴虚，小便不禁之方。

①固脬丸（顾靖远方）

【组成】熟地400g，枸杞子200g，山萸肉200g，五味子50g，煅龙骨150g，煅牡蛎 150g，覆盆子 200g，续断 200g，台党参 200g，柏子仁 200g，鸡肠 1 根，猪脬 1 个，紫河车 1 个（焙干研）。

【煎服法】共磨为粉，糯米糊为丸，桐子大，空心白汤下。

【加减法】夹热加知母、黄柏、天冬、麦冬、白薇，夹寒加补骨脂、益智仁。

【按】顾靖远云：“此方补肾益阴敛涩，以助其封藏，固其脬气为主，当因其证之寒热而随宜加减之。”

②固脬汤（沈芊绿方）

【组成】桑螵蛸 10g，黄芪 25g，沙苑子 15g，山茱萸 15g，当归 10g，茯苓 10g，白芍 7.5g，升麻 1.5g，羊脬 1 个（煎汤，代水煎药）。

【按】本方用黄芪补气；升麻升气；当归、白芍补血；螵蛸、萸肉、沙苑子补肾，且为小便不禁之专药；茯苓补心，止小便过多。综合各药性效，全方补气益血、补肾固脱，对老人肾气虚弱，小便频数或不禁者，用之有效。

③桑螵蛸散（寇宗奭方加减）

【组成】桑螵蛸 20g，党参 15g，归身 15g，龟甲 20g，茯神 20g，龙骨 15g，远志 7.5g，菟丝子 20g，覆盆子 20g。

【按】本方以党参、当归补气血，龟甲、远志、龙骨、茯神养心安神，桑螵蛸、菟丝子、覆盆子补肾而缩小便。综合各药性效，全方心肾并补，尤能制小便过多。

④麦味地黄汤（钱乙方加减）

【组成】熟地（砂仁末拌）30g，山茱萸 15g，山药 20g，丹皮 10g，茯苓 20g，益智仁 10g，五味子 2.4g，麦冬 15g。

【按】小便不禁，有因肾阴亏损者，有因下元虚寒者。本方用六味地黄合麦冬滋阴清火，五味补肾敛气，乃治肝肾阴虚，小便不禁之方。沈老曾用本方治产后小便频数，3 剂痊愈。

（5）尿血

沈老认为尿血的病机在于肾虚；血淋的病机在于湿热蕴结下焦，迫血妄行所致。故在治疗尿血时，坚持以补肾止血为大法，而治疗血淋则以凉血止血、清热利水为其总则。

①治尿血方（《评琴书屋医略》）

【组成】龟甲 50g，菟丝子 20g，大生地 25g，鹿角霜 15g，当归 7.5g，建莲肉 25g，乌梅炭 2 个。

【加减法】如阴虚火炎加知母、黄柏，用猪腰子汤或京柿黑豆汤、旱莲草汤代水煎药，俱佳。

【按】潘兰坪云："尿血之源，由于肾虚，非若血淋由于湿热，其分辨处以痛不痛为断，痛属血淋，不痛属尿血。余订是方，施治颇效……且此方不但治尿血，方中乌梅炭、当归、菟丝子皆倍用，生地改用熟地，其当归、莲肉二味同用黑米醋煮透，炒干，妇女崩漏久不愈，亦曾迭效。"本方以补肾止血为主，但鹿角与龟甲并用，不仅补肾阴，亦兼补肾阳，尿血属肾虚者，自是合宜。

②小蓟饮子

【组成】小蓟、蒲黄、藕节、滑石、木通、生地、栀子、淡竹叶、当归、甘草各等分。

【按】小蓟、藕节祛痰止血，生地、蒲黄凉血止血，栀子导下泻火，竹叶凉心清肺，木通、滑石利窍通淋，当归、甘草和血止痛。综合各药性效，全方凉血止血、清热利水，用于小便时血淋刺痛。

6. 大肠病

大肠病是六腑病候之一。大肠为传导之官，与脾胃同候。大肠与肺相表里。其病有寒热虚实之分，多由大肠客寒积热，宿滞瘀积，或气虚津枯所致。

（1）便秘

沈老认为便秘一症可分为三型，血虚型、阴虚火旺型和实热型，而治法分别是导腑通幽、养阴清热润燥和清肝泻火。

①导腑通幽法（丁甘仁方）

【组成】油当归 15g，桃仁 15g，杏仁 15g，火麻仁 15g，郁李仁 15g，瓜蒌仁 15g，制广军 15g，黑芝麻 15g，松子肉 15g，冬瓜仁 15g，炒枳壳 10g，焦谷芽 25g。

【按】侯敬奥按：此治气血弱，津枯便秘之法。即尊生五仁汤，去柏子仁，加火麻仁、蒌仁、芝麻仁也。方中桃、杏、蒌、麻、郁、松诸仁，皆富脂肪，可以导秘润肠，油当归养血润肠，制军化滞降浊，枳壳、冬瓜仁宽中下气，谷芽和中安胃。盖便秘，皆由阴虚血燥，火盛水亏，津液枯涸，传导失职所致，故宜养血润燥，而便自通也。

②养阴清热润燥汤（顾靖远方）

【组成】生地 20g，熟地 20g，天冬 10g，麦冬 10g，黑芝麻 25g，肉苁蓉 20g。

【煎服法】牛乳、梨汁各 1 杯，分 2 次冲入药内。

【按】二地、二冬、芝麻滋肝肾之阴、润大肠之燥，牛乳补血润肠，苁蓉温肾润肠，梨汁清火润肠。综合各药性能，全方滋阴液，清虚火，润大肠。凡便秘由于虚热者，如肺痨之便秘、温病瘥后之便秘、中风后之便秘等，皆可加减用之。

③象胆丸（《顾氏医镜》）

【组成】真芦荟 70g，朱砂 50g。

【煎服法】滴花酒少许和丸，小豆大，天晴时修合。每服 5.6 ~ 15g，白汤送下，朝服暮通，暮服朝通。

【按】芦荟苦寒，清热杀虫，属峻下药。朱砂重坠，泻心肝火。本方除清热通便外，又可治小儿虫积，大人心火旺盛，睡眠不安。惟方中芦荟苦寒伤胃，虚人禁用。实热便秘，亦不可多服。

（2）便血

沈老认为便血一般分三型，实热炽盛、脾不统血和气血两虚，治法分别为凉血止血、温脾养阴泻火和补气养血。应用凉血止血法时又可根据具体情况将病证分为三型：热盛伤血、热盛动血和湿火滞肠。

①凉血止血法（《评琴书屋医略》）

【组成】金银花 7.5g，槐花 7.5g，地榆 7.5g，黄柏 5g，生地 30g，赤小豆 25g，木贼草 25g，乌梅 2 个。

【加减法】热甚加黄芩、荷叶，或加桑叶、丹皮。血虚加黑芝麻、生首乌，去木贼、乌梅。因湿加防风、白术，去生地。因风加荆芥、当归，去金银花、槐花。下血色淡，另方四物汤加龟甲、生地、制首乌。便血流连，另方生首乌研末，米糊为丸，每服 15 ~ 20g，以京柿、黑豆煎汤送下。

【按】本方以银花、槐花凉血泄热，地黄、黄柏滋阴坚肾，乌梅、地榆止血涩肠，赤豆散血，木贼散风。综合全方药性，本方为凉血止血的通用方，故备列加减药味，以便辨证论治。

②槐角丸（《沈氏尊生书》）

【组成】槐角 200g，当归 100g，枳壳 100g，防风 100g，地榆 100g，黄芩 100g。

【煎服法】共为细末，神曲糊丸，每服 15g，空心开水送下。

【按】本方以槐角为君，有苦寒泄热之效，主痔血肠风。辅以地榆止血，黄芩清热止血，当归和血，枳壳利气，防风祛湿。故对血痢肠风，全方有凉大肠、止便血之功。

③猪脏丸（《兰台轨范》）

【组成】猪脏（肠）1 条（洗净捏干），槐花（炒，为末，填入脏内 50g，两头扎定，瓷器内米醋煮烂）。

【煎服法】上药捣和为丸，如梧子大，每服 50 丸，食前当归汤下。

【按】槐花苦凉，入大肠血分而凉血，治赤白泻痢、五痔肠风、吐血血崩。猪肠入大肠，治肠风血痢。凡便血赤痢属于湿火为病者，用本方甚佳。

④黄土汤（《金匮要略》）

【组成】炙甘草 7.5g，干地黄 25g，白术 15g，灶心土 50g，附子块 15g，陈阿胶 15g，黄芩 15g。

【按】先便后血，乃脾不摄血，故用灶心土、炙甘草、白术、附子温脾止血。血伤则阴虚火动，故用阿胶、地黄、黄芩补血清火。综合全方药性，乃用温清之品滋补气血，为下血崩中之总方。但属阴虚血热者，可去附子，再加清药。属气虚阳衰者，可去黄芩，再加温药。沈老曾用本方治体虚便血，收效良好。

⑤治肠风方

【组成】党参 15g，黄芪 15g，归身 10g，白芍 15g，生地 20g，麦冬 25g，地榆 15g，山茱萸 10g，五味子 2.4g，荆芥炭 5g，柴胡 1.5g，白芷 1.5g，炙甘草 5g。

【按】顾靖远云："此方补气养血，滋阴清热，酸敛升举，诸法俱备。"用于便血久远不愈，自有功效。

（3）肠痈

沈老认为肠痈一症，痛为其主要症状，不通则痛，故必须运用活血化瘀之法。然本病分型又可分为脓已成和脓未成。脓已成者，应当活血化瘀、提脓祛腐；脓未成者，应当活血消痈。

①大黄牡丹皮汤（《金匮要略》）

【组成】大黄 15g，牡丹皮 7.5g，桃仁 15g，冬瓜仁 25g，玄明粉 10g（冲）。

【按】急性阑尾炎的症状包括：腹痛，腹壁紧张，发热恶寒，恶心呕吐，右下腹持续性剧痛等。急性盲肠炎的症状为突觉右侧腹部剧痛，并有肿疡状隆起，大腿蜷缩，腹部鼓胀，恶心呕吐，嗳气，有微热。此二病都易引起腹膜炎。阑尾炎及盲肠炎的症状与《金匮要略》肠痈的症状很相似。《金匮要略》所记肠痈为少腹肿痛，按之即痛如淋，小便自调，时时发热，自汗出，复恶寒，脉象迟紧，此为痈未成脓，可用下法；如腹皮紧，按之濡，如肿状，身不热而脉数，此为痈已成脓，不可用下法。此病后世又称为肚角痈，并谓腹中痛甚，手不可按，右足屈而不伸。则痈之所在处及大腿蜷缩的主要症状已明白指出。

本方用大黄、芒硝泄实热，丹皮、桃仁祛瘀消肿，冬瓜仁疗肠痈（杨时泰云：冬瓜仁主腹内结聚，破溃脓血，凡肠胃内壅，最为要药）。日本皇汉医家认为本方有消散硬结肿疡之效，用于脉迟紧者，治疗肿疡为局限性的盲肠炎，可使肿疡迅速消失。或疼痛剧烈，高热者，亦适用本方。

以本方治急性阑尾炎，据近人经验，加红藤、紫花地丁二味，收效更好。或加败酱草、苡仁二味亦可。

《中医外科学概要》肠痈节中摘录：斋云："肠痈一证，不论已成未成皆可服红藤丹皮大黄汤，方为红藤 50g，牡丹皮、大黄各 25g，桃仁泥、元明粉各 20g，苡仁 20g，赤芍 15g，清水煎，或加白酒一杯调匀服下，得泻数次后，大黄、桃仁稍减，去元明粉，加紫花地丁、银花藤各 65g，续服二剂，然后再服调理方。"沈老认为，此方硝黄之量过重，似可酌减，又此方只可用于肠痈未成者，如脓已成可用薏苡附子败酱散。

上海第六人民医院的红藤煎剂，用红藤 10g，紫花地丁 50g，乳香、没药各15g，连翘、银花各 20g，牡丹皮 15g，玄胡索 10g，大黄 7.5g，甘草 5g，水煎服。此方清热解毒、消肿止痛，该院试用于阑尾脓肿病人 8 例，收效均佳。

②薏苡附子败酱散（《金匮要略》）

【组成】薏苡仁 50g，附子块 15g，败酱草 25g。

【按】薏苡仁用于治疗各种脓肿，能促进脓肿之吸收及排泄；败酱草有消散脓肿之效；附子用于元气衰弱者，能使元气旺盛，并有发扬诸脏器机能之效。综合各药性能，本方有止痛利尿及消散肿疡的作用，用于阑尾炎腹壁弛缓软弱，脉来弱数，颜面苍白，元气疲惫者，又用于阑尾炎局部已化脓者（以上节录大冢敬节之说）。

③治慢性盲肠炎方（近人方）

【组成】香附 15g，乌药 15g，槟榔 7.5g，法半夏 15g，陈皮 7.5g，沉香 2.4g，丹皮 10g，黄芩 10g，白芍 15g，甘草 10g，苏梗 15g，谷芽 15g，麦芽 15g，生姜 3 片（后入），香连丸 10g。

【按】本方用乌药、香附（均治疝疡）行气通血，槟榔（治癥结）破滞攻坚，黄芩（治疝疡）、丹皮清热凉血，沉香（治癥癖）、苏梗、二芽行气化积，甘草、白芍专止腹痛，半夏、陈皮、生姜和胃止呕，香连丸调气泻火。综合各药性效，全方利气活血、清热凉血，对由气凝血滞而起之疝疡，有消散之功。本方用于慢性盲肠炎，不仅止痛，兼有消散之力。本方系上海市某名医治盲肠炎经验之有效方，沈老曾试用，确能止痛。

7. 其他病

（1）齿痛

沈老在齿痛的治疗方面也有一定的经验。齿痛验方用于气火上升，齿痛龈肿者；加减竹叶石膏汤用于齿痛龈肿由于风热者；减味玉女煎用于少阴不足，阳明有余之齿痛龈肿者；桃仁承气汤用于龋齿炎肿疼痛者，有立竿见影之效；擦牙膏用于少阴虚火上炎之齿病或齿浮动摇者等。

①齿痛验方

【组成】生石膏 30g，生地 25g，粉丹皮 15g，荆芥 10g，防风 10g，青皮 7.5g，生甘草 5g。

【加减法】心火旺加焦山栀、麦冬，相火旺加知母、黄柏，肝火旺加龙胆草、黄芩，便秘加制军、枳壳，恶寒头痛加羌活、白芷。

【按】本方用荆芥、防风协青皮祛风消肿，丹皮、生地协石膏清热凉血。综合各药性效，全方清热止痛、散风消肿，用于治疗气火上升之齿痛龈肿。

②加减竹叶石膏汤（张仲景方加减）

【组成】生石膏 25g，竹叶 10g，人参叶 15g，薄荷 7.5g，细辛 2.4g，玄参

20g，麦冬 15g，金银花 15g。

【按】本方用竹叶、石膏、薄荷、细辛散上焦之风热，玄参、麦冬、银花、参叶（生津润燥）滋阴清火，对齿痛龈肿由于风热者有效。

③减味玉女煎（张景岳方加减）

【组成】生石膏 50g，干地黄 25g，玄参 25g。

【按】玄参、地黄滋少阴之阴，石膏（张元素云：石膏止牙痛）清阳明之火。本方即玉女煎减去牛膝、知母、麦冬，加玄参，治少阴不足，阳明有余之齿痛龈肿，颇有功效。

④桃仁承气汤（张仲景方）

【组成】桃仁 10g，酒大黄 10g，玄明粉 10g，桂枝 7.5g，炙甘草 7.5g。

【按】桂枝、桃仁温通血脉，大黄、芒硝咸寒泄热。全方降冲逆、平血压、活血消炎，诱导上部之瘀血下行。用于龋齿炎肿疼痛，有立竿见影之效。锺春帆用此方治愈蛀牙肿痛之病例颇多，故敢介绍。

⑤擦牙膏

【组成】骨碎补 500g，青盐 100g，桑椹 125g。

【煎服法】瓦锅熬膏。治牙痛，并能固齿益髓，去骨中毒气。牙痛将落，用此膏擦 1 月后，再不复动。

【按】骨碎补苦温益肾，主牙痛。桑椹甘凉补肾。青盐降虚火，坚骨固齿。肾主骨，齿为骨之余，故补肾即是固齿。本方治少阴虚火上攻之齿病或齿浮动摇，颇佳。

（2）痹证

痹证分为行痹、痛痹和着痹等。风、寒、湿、热及正气不足与此病的发病有着密切联系。沈老认为，行痹当以祛风祛湿为重，佐以活血化瘀、舒经活络；痛痹当以活血化瘀为重；着痹当以健脾除湿为重。

①独活寄生汤（《千金要方》）

【组成】独活 150g，桑寄生 150g，秦艽 150g，防风 100g，细辛 30g，归身 150g，白芍 150g，生地 200g，川芎 75g，桂心 40g，茯苓 150g，杜仲 150g，牛膝 150g，党参 150g，甘草 50g。

【煎服法】以上 15 味，为粗末，每服 20g，煎服。

【按】本方以祛风寒为主，稍寓补养气血之品，对体虚或久患风湿痛痹者，颇为适合。

②行痹主方（顾靖远方）

【组成】秦艽10g，续断10g，当归10g，没药10g，威灵仙10g，松节20g，晚蚕沙20g，虎骨20g（狗骨代），羌活5g，防风5g，桑枝150g（煎汤代水）。

【加减法】头目痛，加甘菊、川芎；肩背痛，加桔梗、倍羌活；手臂痛，加片姜黄；腰膝脚痛，加牛膝、杜仲、川萆薢；筋脉挛急，加羚羊角、羊胫骨；红肿疼痛，加生地、黄芩。

【按】风气盛者为行痹，不拘肢体上下左右，骨节走痛，或痛三五日，又移换一处，日轻夜重，或红或肿，按之极热，甚而恶寒喜热。

③痛痹主方（古方）

即行痹主方加桂枝，倍当归，宜酒煎。外用蚕沙炒热，绢包熨之。或用牛皮胶同姜汁烊化贴之。

【按】寒气盛者为痛痹，不拘肢体上下左右，只在一处，疼痛异常。

④着痹主方（古方）

即行痹主方加苍术、茯苓、泽泻、天麻，甚者加白鲜皮。脚膝肿痛加黄柏、防己。

【按】湿气盛者为着痹，肢体重着，不能移动，疼痛麻木。此病总以通经活血、疏散邪滞之品为主。随所感三气邪之轻重，及见症之寒热虚实，而加对症之药。其痛痹证，若初感寒即痛者，可用桂枝及酒煎，熨帖，久之则寒化为热，戒用。虽云痛无补法，然病久痛伤元气，非补气血不可，参、芪、白术、地黄之属，可随证用之。凡治病用药，审明何证，即投何药，须活泼泼地不必拘定本门方药。按顾氏行痹主方，屡用有效。

⑤桂枝芍药知母汤（张仲景方）

【组成】桂枝15g，芍药15g，甘草10g，麻黄10g，白术15g，知母15g，防风15g，附子7.5g，生姜25g。

【按】丹波氏云："桂、麻、防风发表行痹，甘草、生姜和胃调中，芍药、知母和阴清热，而附子用知母之半，行阳除寒。白术合于桂、麻，则能祛表里之湿。而生姜多用，以其辛温，又能使诸药宣行也。"本方治慢性关节炎肿痛，颇有良效。

⑥蠲痹汤(《医学心悟》)

【组成】羌活 5g, 独活 5g, 桂心 1.5g, 秦艽 5g, 当归 15g, 川芎 2.1g, 炙甘草 1.5g, 海风藤 10g, 桑枝 15g, 乳香 2.4g, 木香 2.4g。

【加减法】风气盛者, 倍秦艽, 加防风; 寒气盛者, 加附子; 湿气盛者, 加防风、萆薢、苡仁; 痛在上者, 去独活, 加荆芥; 痛在下者, 去羌活, 加牛膝; 间有湿热者, 其人舌干喜冷, 口渴尿赤, 肿处热辣, 此病久变热也, 去肉桂, 加黄柏。

【按】羌活、独活、秦艽祛风, 桂心、当归、川芎和血除寒, 乳香、木香止痛, 桑枝利关节, 方颇平妥。沈老曾治一妇人患痹痛, 手不能高举, 投以本方, 应手而效。

⑦固春酒(《随息居饮食谱》)

【组成】桑枝 200g, 黑大豆 200g, 生苡仁 200g, 十大功劳红子 200g, 金银花 100g, 五加皮 100g, 木瓜 100g, 蚕沙 100g, 川柏 50g, 松仁 50g。

【煎服法】上药盛入绢袋, 以烧酒 10 斤浸之, 并加生蜂蜜 200g, 封口, 蒸 3 炷香, 置土上 7 日。每饮一二杯, 病浅者一二斤即愈。

【按】本方主治风寒湿邪袭入经络, 四肢痹痛不舒, 新久都有效。本方各药皆治风湿痹痛, 并有利关节、强筋骨之功用。沈老友人于某患此病, 驰书求方, 沈老录此药酒方报之, 遂愈。孟英谓一二斤即愈, 确是经验之谈。痹俗称痛风, 相当于风湿性关节炎, 中医治此病, 以祛风湿、活血脉为常法。如羌活、独活、牛膝、威灵仙、片姜黄、虎骨、木瓜、桑枝、五加皮、秦艽、薏苡仁、蚕沙、松节、防风、狗脊、杜仲、乳香、没药、当归、赤芍等, 皆常用之品。

(3) 痿证

沈老认为痿证多与肝肾不足及风、寒、湿邪外袭有密切联系, 故治以补养肝肾、祛风除湿等法。然湿邪又分内生湿邪和外感寒湿, 故治法上又有区别。

①加减四斤丸(《三因极一病证方论》)

【组成】肉苁蓉(酒浸)、牛膝(酒浸)、干木瓜、鹿茸(酥炙)、熟地、五味子(酒浸)、菟丝子(酒浸)。

【煎服法】上药各等分为末, 炼蜜丸, 桐子大, 每服 50 丸, 温酒米汤下。一方不用五味，有杜仲。

【按】熟地、菟丝平补肝肾，苁蓉补命门而益髓强筋，鹿茸补肾阳而强筋健骨，杜仲补腰膝，牛膝主足痿筋挛，木瓜主腰足无力。综合各药性效，本方除补益肝肾外，对筋骨痿弱尤有作用，主治肝肾虚，筋骨痿弱，足不任地。

②思仙续断丸（《普济本事方》）

【组成】思仙术 250g，生地 250g，五加皮 250g，防风 250g，米仁 250g，羌活 250g，川续断 250g，牛膝 250g，萆薢 200g。

【加减法】以上为细末，好酒 3 升，化青盐 150g，用大木瓜半斤，去皮、子，以盐酒煮木瓜成膏，杵丸如桐子大，每服三四十丸，空心食前温酒盐汤下。膏少和酒可也。

【按】地黄补阴凉血，牛膝、川断补肝肾、强筋骨，五加皮坚骨祛风湿，萆薢补肝祛风湿，羌活、防风祛风胜湿，白术、米仁健脾除湿，木瓜利筋骨。综合各药效能，全方能补肝肾、祛风湿，尤有坚骨强筋之效，用于肝肾风虚气弱、脚不可践地、腰脊疼痛等症。

徐灵胎云："《内经》针痿之法，独取阳明，以阳明为诸筋总会也。而用药则补肾为多，以肾为筋骨之总司也。养其精血而逐其风湿，则大略无误矣。"痹证属实者多，痿证属虚者多。痿证虚寒者可投桂、附、鹿茸，如虎骨四斤丸。虚热者宜用地、冬、知、柏，如虎潜丸。

③虎骨四斤丸（《太平惠民和剂局方》）

【组成】宣木瓜 500g，天麻 500g，苁蓉 500g，牛膝 500g，附子 50g，虎骨 10g（酥炙）（狗骨代）。

【煎服法】先将前 4 味用无灰酒浸，春秋各 5 日，夏 3 日，冬 10 日，取出焙干，入附子、虎骨共研为末，浸药酒打面糊为丸，如梧子大，每服 50 丸，食前盐汤下。

【按】治脚弱。

④虎潜丸（朱丹溪方）

【组成】龟甲 200g，黄柏 200g，知母 150g，熟地 150g，牛膝 175g，锁阳 50g，虎骨 50g（狗骨代），当归 50g，白芍 75g，陈皮 35g。

【煎服法】冬月加熟姜 25g，为末，煮羯羊肉，捣为丸，桐子大，淡盐汤下。

【按】治肾阴不足，筋骨痿，不能步履。

（4）半身不遂

半身不遂乃脑出血、脑梗死等病的后遗症，往往影响正常生活，甚至危及生命，沈老对此病也有独特见解。沈老通过大量的临床实践，认为补气养血汤以补养气血为主，通血脉、壮筋骨、清痰热为辅，对中风后半身不遂有效；史国公药酒养血祛风、舒筋止痛，用于中风后肢节不遂；独活寄生汤补气血、利关节，治足膝痿弱、四肢麻木有效；补阳还五汤用于半身不遂、口眼歪斜、口角流涎、大便干燥、小便频数等症，有逐渐康复之功。具体如下：

①补气养血汤（顾靖远方）

【组成】人参 15g，黄芪 15g，地黄 25g，当归 15g，白芍 25g，首乌 20g，胡麻 15g，甘菊 10g，天冬 15g，麦冬 15g，秦艽 15g，牛膝 15g，川续断 15g，虎骨 15g（狗骨代），茯苓 20g，橘红 7.5g，人乳 1 杯，梨汁 1 杯，竹沥 50g，桑枝 100g（先煎，代水煎药）。

【按】半身不遂为中风的后遗症，治之宜速，若年久失治，药石无效。本方以人参、黄芪、当归、白芍、地黄、首乌、人乳补气益血，芝麻、菊花养血祛风，天冬、麦冬滋阴清热，牛膝、川断、秦艽通调血脉，虎骨追风健骨，茯苓、橘红、梨汁、竹沥降火消痰，桑枝祛风、利关节。综合诸药药效，全方以补养气血为主，通血脉、壮筋骨、清痰热为辅，对中风后半身不遂有效。

②史国公药酒

【组成】虎胫骨 100g（狗骨代），当归 100g，炙鳖甲 100g，羌活 100g，防风 100g，草薢 100g，秦艽 100g，牛膝 100g，蚕沙 100g，松节 100g，干茄根 400g，枸杞子 250g。

【煎服法】共为粗末，绢袋盛，浸高粱酒 5kg，封 10 日，滤清，加冰糖 500g。取饮时不可面向坛口，恐药气冲入头面。

【按】本方以羌活、防风、虎骨、松节、草薢、蚕沙、秦艽祛风，当归、枸杞养血，鳖甲补肝阴，牛膝益肝肾，且牛膝主足痿筋挛，草薢主瘫痪不遂，蚕沙主肢节不遂，松节、虎骨、秦艽均主拘挛疼痛。综合各药性能，全方养血祛风、舒筋止痛，用于中风后肢节不遂。

③独活寄生汤（《千金要方》）

【组成】独活 7.5g，桑寄生 7.5g，杜仲 7.5g，牛膝 7.5g，细辛 7.5g，秦艽 7.5g，白茯苓 7.5g，桂心 7.5g，防风 7.5g，川芎 7.5g，人参 7.5g，炙甘草 5g，当归 5g，白芍 5g，地黄 5g。

【按】本方以十全大补汤去白术、黄芪，有补气益血、疏通血脉之效；加杜仲、牛膝补肝肾、强筋骨，治腰痛足痿；独活、防风、细辛祛风止痛，秦艽养血散风，桑寄生益血强筋。综合诸药性效，全方补气血、利关节，治足膝痿弱、四肢麻木有效。

④补阳还五汤（王清任方）

【组成】生黄芪 200g，归尾 10g，赤芍 7.5g，地龙（去土）5g，川芎 5g，桃仁 5g，红花 5g。

【加减法】初得半身不遂，加防风 5g，服四五剂后去之。如已病两三个月，用寒凉药过多者，加附子 20～25g；用散风药过多者，加党参 20～25g。

【按】本方用黄芪合地龙补气祛风，当归、赤芍、川芎合桃仁、红花和血行瘀。全方用于半身不遂、口眼歪斜、口角流涎、大便干燥、小便频数等症，有逐渐康复之功。

（5）脚气

沈老认为脚气一病在脾，与风、湿、热邪有密切联系，可分为风湿流注、湿热下注、气滞湿阻三型，具体治法也多用祛风除湿、除湿通络、清热除湿、行气降浊等。

①鸡鸣散

【组成】紫苏 15g，桔梗 5g，橘红 15g，槟榔 15g，木瓜 15g，吴茱萸 5g，生姜 3 片。

【按】《千金要方》论脚气云："凡脚气皆感风毒所致。"又云："始起甚微，饮食如故，惟卒起脚屈弱而不能动为异耳。黄帝云：缓风湿痹是也。"脚气初起，以足胫肿、脚弱不能行为主症，系风毒兼湿，故以辛温行气利水为正治。本方用紫苏、生姜开腠理以逐风寒，槟榔、陈皮破滞行水以消肿胀，桔梗宣通气血，木瓜除湿消胀，吴萸温中下气。全方功效以行气逐湿为主，用于寒湿脚气有效。

《中医诊疗要览》云：鸡鸣散加茯苓为脚气之常用药，用于下肢倦怠、知觉麻痹、腓肠部紧张并压痛显明、心悸亢进、下肢浮肿者。如便秘加大黄。

②防己饮（《顾氏医镜》）

【组成】汉防己7.5g，黄柏10g，忍冬花25g，川萆薢25g，木瓜15g，白茯苓15g，泽泻7.5g，木通7.5g，石斛25g，米仁25g。

【加减法】红肿加犀角（水牛角代）。冲心烦闷，除加犀角（水牛角代）外，再加槟榔、羚羊角。喘呕加麦冬、枇杷叶。头痛加甘菊。

【按】此清热除湿利水之剂。脚气皆由湿热，统宜以此方为主，随兼症而扩充以加减之，则善。

③清热渗湿汤

【组成】黄柏7.5g，苍术7.5g，紫苏5g，赤芍5g，木瓜5g，泽泻5g，木通5g，防己5g，槟榔5g，枳壳5g，香附5g，羌活5g，甘草5g。

【加减法】痛加木香，肿加大腹皮，热加大黄、黄连。

【按】本方用木通、泽泻、赤芍、防己使湿下行，紫苏、羌活使湿外散，槟榔、枳壳、香附利气止痛，木瓜舒筋。又苍术、黄柏为二妙散，原治下焦湿热。故本方有消肿止痛之功用，治湿热脚气甚为平妥。

④杉木汤（《普济本事方》）

【组成】杉木节1升，橘叶1升（如无橘叶以橘皮代之），大腹槟榔7个（合子碎之）。

【煎服法】用童便3升，共煮1升半，分二服，若一服得快利，停后服。

【按】本方治脚气痞绝，左胁有块如石，困塞不知人，此方利二便，令气通块散。

唐·柳子厚病脚气冲心，垂死进此方得救。袁海峰曾用本方加味治愈贾茂森脚气，可见经验良方用之得当，效如桴鼓。贾氏之病，起于腰痛之后，脚腿俱肿，脚部作痒，皮烂频流黄水。病延数月，求治于袁君。袁用杉木节、橘皮、桑枝、紫苏、益元散、茯苓、槟榔、大腹皮等品，共服十余剂痊愈。

⑤槟榔散（《类证活人书》）

【组成】橘叶1大握，沙木1握，小便1盏。

【煎服法】酒半盏同上药煎，上煎数沸，调槟榔末10g，食后服。

【按】脚气为壅疾，忌温补，宜疏下。橘叶、橘皮、槟榔皆疏气药，故为脚气要药。沙木即杉木，朱丹溪云："其节煮汁，浸挼脚气、肿满尤效。"本方与前方相同，前方剂大，故治冲心危候，本方剂小，故治脚弱腿肿。

古人分脚气为三类：一为湿脚气，其状筋脉弛张，足胫浮肿；一为干脚气，其状筋脉挛缩，足胫枯细；一为脚气冲心，其状神昏谵语、喘息呕吐；而湿脚气又有湿热与寒湿之异。孙思邈云："凡脚气皆由气实而死，终无一人服药致虚而殂，故不得大补，亦不可大消。"孙氏之说，意指湿脚气而言。若干脚气腿足干瘦，知觉麻痹（其麻痹自足胫至股腹，口唇亦麻），则用养血润燥、舒筋壮骨之品，如黄柏、知母、龟甲、生地、虎胫骨（狗骨代）、木瓜、当归、白芍、牛膝、川断、锁阳等，俱可选用。

（6）风疹

沈老认为，风疹一病应分两型：风热动血和血虚生风。治法也以内治法为主，外治法为辅。因有"治风先治血，血行风自灭"之说，故沈老治疗此病所用之方药也是如此。

①治身痒难忍方（《验方新编》）

【组成】荆芥10g，防风10g，赤芍15g，金银花15g，小生地20g，木通2.4g，生甘草1.5g。

【按】本方用荆芥、防风祛风，生地、赤芍、金银花凉血解毒，木通利尿导热。综合各药性效，本方主为凉血祛风，用于风热疥疹，成颗成片，奇痒难忍。又方用生地、丹参、牛蒡各15g，荆芥、防风、木通各7.5g，石斛、连翘各10g，紫草茸、蝉蜕、郁金、犀角（水牛角代）各5g，西河柳叶25g。此方方义大致与前方相同，但凉血活血、祛风透疹之力更大。用于风热疹子，身热口渴，状如红云一片。

②当归饮子（《医宗金鉴》）

【组成】生地25g，当归15g，赤芍15g，川芎7.5g，生黄芪20g，生首乌20g，刺蒺藜15g，荆芥10g，防风10g。

【按】风疹相当于西医的荨麻疹，俗名风疹块。初起宜凉血祛风，病久血虚者宜养血祛风。本方用四物汤合黄芪补血益气，荆芥、防风、蒺藜祛风，首乌养血祛风。综合各药性效，全方以养血为主，祛风为辅，常用于体虚血弱，风疹时发，颇有显效。

③洗痒方（《金匮翼》）

【组成】紫背浮萍半碗，豨莶草1握，蛇床子25g，苍耳子50g。

【煎服法】煎汤浴身。

【按】原注：思永堂松年大伯常用此方治偏身痞瘟作痒，以之浴身。后先父用之，无不效。

本方列药5味，均是祛风湿之品，其中浮萍、苍耳、蛇床又能止痒，故煎汤浴身，有散风止痒之功。沈老曾用本方配合当归饮子内服外洗，治风疹作痒，收效颇速。

（7）疟疾

疟疾一病，沈老认为与肝胆、脾胃、肾等脏腑密切相关，这些脏腑功能的盛衰影响疾病的预后与转归。本病病机有虚实寒热之别。治疗上，实证多以清利肝胆、活血化瘀、行气化痰、散寒除湿为主，虚证多以益肾、健脾、调肝为主，并且有内治与外治之别。服药多选在饥饿时进行。

①疟疾第一方（倪涵初方）

【组成】半夏15g，陈皮7.5g，茯苓15g，苍术10g，厚朴7.5g，柴胡10g，黄芩10g，炙甘草5g，生姜3片，威灵仙10g，青皮7.5g，槟榔15g。

【煎服法】饥时服。

【加减法】头痛加白芷。

【按】原注：本方平胃消痰，理气除湿，有疏导开塞之功。受病轻者二服即愈，若三服后病虽减而不痊愈用下方，少则三服，多则五服。

②疟疾第二方（倪涵初方）

【组成】生首乌15g，柴胡10g，黄芩10g，鳖甲20g（先煎），知母10g，焦术10g，陈皮7.5g，茯苓15g，当归10g，威灵仙10g，炙甘草2.4g，生姜3片。

【煎服法】水酒各半煎，空心服。

【按】原注：本方清补兼施，极弱之人、缠绵之症，10服后立愈，所谓加减一二即不验者，正此方也。

③久疟全消方（倪涵初方）

【组成】威灵仙50g，蓬莪术50g，炒麦芽50g，生首乌100g，狗脊40g，青蒿子 25g，飞黄丹 25g，穿甲片 25g，鳖甲 25g。

【煎服法】用山药粉、饴糖各 50g，加水捣匀为丸。每用 15g，半饥时服。

【按】疟久脾脏肿大，故用鳖甲、灵仙、莪术、麦芽、山甲消之；疟久体虚，故用首乌、狗脊补之；疟久寒热已轻，故仅用青蒿清之。

④常山饮（《太平惠民和剂局方》）

【组成】常山 10g，草果 5g，知母 5g，贝母 5g，槟榔 5g，乌梅 2 个，姜 3 片，枣 1 枚。

【煎服法】未发时温服。

【按】常山截疟，收效颇大，惟服后易吐，酒制或配乌梅、红枣则可减少其引吐之作用，若与甘草同用，尤易引吐。草果祛寒，知母清热，川贝化痰，槟榔利气。药只几味，对疟疾的病因症状俱已顾到，故此方对正疟不论日发、间日发均有功效。

⑤柴胡桂枝干姜汤（《伤寒论》）

【组成】柴胡 15g，桂枝 15g，干姜 5g，天花粉 15g，黄芩 15g，牡蛎 25g，甘草 5g。

【按】柴胡、黄芩治少阳之疟热，桂枝、干姜温经散寒，花粉止渴，牡蛎止汗。吉益东洞云："本方治疟疾恶寒甚，胸胁满，胸腹有动气而渴者。"本方用于疟疾寒多热少，或但寒不热，胸胁满闷，口渴等症，疗效很好。

⑥何人饮（张景岳方）

【组成】何首乌 40g，台党参 20g，当归 10g，陈皮 10g，煨姜 10g。

【按】党参、当归补气血，首乌疗虚疟，陈皮、煨姜温中理气。本方用于久疟缠绵，气血俱虚，脉搏细弱等症。

⑦疟疾外治方（《汉法医典》）

【组成】朱砂 25g，斑蝥 70 只，雄黄 60g，麻黄 60g。

【煎服法】共研细末，每用少许，入膏药内，贴项后第三骨节。无论每日疟、间日疟、三日疟均有效。惟须在发作前三四点钟贴用。

【按】疟疾用发泡药，每有效验。又雄黄为砒之化合物，当有杀灭疟疾原虫之效。

（8）三消

沈老在三消的治疗方面也颇有心得。比如，麦冬饮子补气滋阴，泻火除烦，为肺热化燥，渴欲无度，心烦神疲之主方；猪肚丸治疗燥热伤阴，肺热化燥，渴饮无度之消渴；元菟丸补肾养阴，敛气涩精；八仙长寿丸综合六味地黄丸与五味子之长，壮水降火之功以治消渴。

①麦冬饮子

【组成】人参 7.5g，麦冬 15g，五味子 5g，生地 25g，知母 15g，葛根 10g，天花粉 15g，茯神 15g，炙甘草 5g。

【煎服法】共为粗末，每服 25g，加竹叶 14 片，水煎服。

【按】人参、麦冬、五味子为生脉散，补气阴，除烦渴；地黄、知母滋阴润燥，疗燥渴虚烦；花粉、葛根生津止渴；茯神宁心泄热。综合各药性效，补气滋阴、泻火除烦，为肺热化燥、渴饮无度、心烦神疲之主方，但肺热而阴不伤者非宜。

②猪肚丸

【组成】黄连 200g，粟米 200g，天花粉 200g，茯神 200g，知母 100g，麦冬 100g，葛根 100g，地黄 100g。

【煎服法】以上研细末，将大猪肚 1 个，洗净，入细末药于内，以麻线缝好，煮极烂，取出药，别研，以猪肚为膏，加炼蜜捣为丸，如梧子大。每服 50 丸。

【按】三消多由燥热伤阴，肺热化燥，渴饮无度，是为消渴。胃热善饥，能食而瘦，是为消谷。虚阳烁阴，引水自救，尿浊如膏，精髓枯竭，是为肾消。赵养葵说："治消证无分上下，但滋肺肾。"赵氏之意，盖谓滋燥清火，为消渴之正治。本方以地黄甘寒滋阴，葛根、茯苓生津止渴，知母、麦冬润燥泄热，黄连、花粉泻火解渴，粟米甘咸补肾，治胃热消渴，猪肚健脾补胃。综合各药效能，以滋燥泻火为主，对中消（即消谷）有效。

③元菟丸

【组成】菟丝子 500g，五味子 350g，茯苓 100g，莲肉 100g，山药 300g。

【煎服法】共研末，将所有药浸酒打糊为丸，空心米饮下。

【按】菟丝子强阴益精，治口苦燥渴；五味子滋肾涩精；莲子补脾固肾。综合各药效能，补肾养阴，敛气涩精。养阴则燥渴可解，涩精则尿如膏油之症可除

（尿如膏油之症不除，必致精髓枯竭），此症用药，与肾虚滑精同法。

④八仙长寿丸

【组成】熟地40g，山茱萸20g，丹皮10g，泽泻10g，茯苓15g，五味子7.5g，麦冬15g。

【按】六味地黄丸补肾阴亏损，治消渴，五味滋肾止渴，麦冬润燥清火，合而为方，有壮水降火之功。对下消溲尿频数，膏浊不禁，烦渴引饮，耳轮焦枯等症，均可加减施治。

北京市地方工业局职工医院用地黄合剂治疗20例糖尿病患者，症状减退或消失的比例达98%，血糖降低、尿糖消失的比例达80%，正在治疗过程中不需管制饮食。地黄合剂之处方为熟地四分，人参一分，萸肉、枸杞子、天冬各二分。

二、临床发挥

1. 沈仲圭论鼓胀

沈老认为，"皮胀者，腹皮绷急，胀大如鼓，并不饱满之证，或中空无物名曰气胀（气鼓）；或中实有物名之水鼓、血鼓、虫蛊。其多因七情内伤，饮食失节，导致脾气虚极，转输失职，清浊相混，气滞血凝，隧道壅塞使然"。

对于此病的治法，沈老通过集方做了一一阐述。其中不乏许多消鼓之法，虽证型不同，但都以"行气、利水、活血、消瘀、散结"为主，补之不足，攻其有余，需辨正邪虚实，然可予正确之法。

2. 沈仲圭论冠心病的证治

冠心病在中医学属真心痛、厥心痛、胸痹等范围，《灵枢·经脉》说："手厥阴气绝则脉不通，脉不通则血不流。"沈老认为，血行受阻，心脉不通，为本病的主要矛盾。因此活血化瘀、疏通经络，为治疗本病的基本方法。根据临床不同脉症，本病又分为五型：①瘀阻心络：因情志失调，气机郁结而发病，予化瘀通痹之法；②痰阻心络：因脾虚失运，阻碍气机，气血不畅而发病，予化痰通痹之法；③肝火扰心：因肝郁气滞，久而化火，火阻血行，闭阻心络而发病，予清肝通痹之法；④心阳痹阻：因心阳不振，寒凝血滞而发病，予温阳通痹之法；⑤阴虚阻络：因思虑劳心，耗伤阴血，血不养络而发病，予益阴通痹之法。

3. 流行性乙型脑炎中医辨证施治的一般规律

流行性乙型脑炎在中医学当属暑温范畴，其有偏热、偏湿、伏暑、暑风、暑厥的不同。沈老认为其治法当从以下八法：①辛凉透邪法：根据邪在卫气分的不同及表实无汗或夹湿身重的分型，予不同的治法；②逐秽通里法：若暑秽内阻，热结阳明，须芳香以逐秽，清下以通里，不使热毒内陷，里通而表自和；③清热解毒法：通过视热邪之深浅，毒素之轻重，体质之虚实，辨其在营、在血，或三焦皆热，或气血两燔等情况随证变通；④开窍豁痰法：在临床上，发现有昏迷不醒或谵妄不安证候，应辨因火、因痰，分别论治；⑤镇肝息风法：根据前贤"热甚生风，热解则风自息"和"热邪劫阴，累及肝肾，木劲动风，镇肝即可息风"的理论，结合临床具体情况，灵活运用，可获良效；⑥通阳利湿法：正如叶天士所说，"湿盛则阳微也……其化热则一，热病救阴犹易，通阳最难，救阴不在血而在津与汗，通阳不在温，而在利小便"；⑦生津益胃法：一切热性病患，未有不灼伤津液的，故在一切热病末期，胃津消烁，津液愈亏，此时当用生津益胃之法，可取良效；⑧清燥养阴法：在热病末期，阴伤液涸，致生内燥，须予清凉甘寒之物，才能收到养阴清燥之功。

4. 略谈溃疡病疼痛的辨治

消化性溃疡相当于中医学的胃脘痛，常因饥饱失调，怒气伤肝，劳力伤脾，以致肝胃不和，脾失健运，胃失通降，不通而痛。沈老认为，此病主要分为肝胃不和和脾胃虚寒两型。①肝胃不和：常见胃脘胀痛，攻窜不定，痛连胁背，胸闷嗳气，泛酸口苦，治宜泄木和中；②脾胃虚寒：胃脘隐痛，时轻时重，痛处喜按喜暖，得食痛减，便溏，四肢畏寒，神疲无力，舌质淡，脉细，宜温中和胃、补虚缓痛。而对于疼痛的处理，常用乌贝散、乌及散等方。

5. 漫谈咳喘经验方

沈老认为，杏苏蒌贝二陈丸对于感冒咳嗽表证已罢者，投无不效，因此丸润肺化痰、降气止咳，无温凉太过、耗气敛邪之弊，有温润和平之功。本方是借鉴《医学心悟》中的止嗽散，不燥不泄，不润不涩，方虽平淡，收效颇捷。外邪袭于肺经，首宜散表，但过寒过热均不相宜，表散勿猛，止涩尤忌。而咳喘的治法和感冒咳嗽不同，须以温肺蠲饮为主，对新邪引动痰饮、咳喘痰稀，气逆不能平卧，背寒如掌大者，审证投之，功效卓著。

6. 漫谈湿温治法

湿温一病，因湿被热蒸，热为湿遏，既不能辛散以发表，又不能苦寒以抑降，唯有芳香化浊、淡渗利湿以治之。沈老认为，湿温治法与温病不同。因湿热相合，热郁湿蒸，不能用清热解毒之法，须启上闸（即开肺），开支河（即利膀胱），使湿邪有外泄之路。而对于湿和热的偏盛，治法亦不同。在治疗湿温病时，应当注意温邪最易伤津，湿邪切忌清凉。凡湿热秽浊之邪，内蒙清窍之证，必当豁痰祛热、利气通窍，方可收效。

7. 漫谈食物疗法

沈老认为食物疗法对于疾病的治疗，具有一定的意义。例如：孕妇足肿，因其脾肺气虚为主要原因，可用鲤鱼汤治之，鲤鱼行水，茯苓、白术培脾，当归、芍药和血，橘皮、生姜行气散肿，故而有效。又如，黏米固肠糕可补脾胃虚寒，利气开胃，补而不滞。食物疗法对于慢性病、虚弱证最为相宜，因其以食物为主，少药物偏性之弊，颇具推广价值。

8. 慢性肺源性心脏病的证治

慢性肺源性心脏病属于中医学的喘证、咳嗽、心悸、痰饮、水肿等病的范畴。沈老认为，本病发生的原因是六淫之邪侵袭卫表，内舍于肺，肺气壅遏，清宣失司，而致咳喘。沈老还认为该病病程较长，病情复杂，必须辨证求因，审因论治。一般来说，发作时，以宣肺涤痰为主，并区别偏寒、偏热。病情缓解时，以治本虚为主，多以健脾益肾。但病情往往虚中夹实，表里相兼又当标本兼顾，或表里并治。沈老根据不同证脉，将该病分为以五种类型：痰热内蕴，壅塞肺气；寒痰留伏，窒塞肺气；咳喘日久，肺气虚弱；肾阳虚弱，水邪上泛；气虚欲脱，瘀痰壅滞。并列出相应的脉证、治法、方药、方解及方药加减，发人深思，收获良多。

9. 崩漏谈

崩漏相当于西医的功能失调性子宫出血。崩为突然下血如冲，漏是淋沥不断。崩漏可以互相转化，如崩势渐缓，即成漏证；久漏不止，亦可酿成崩证。崩漏之治，不外塞流、澄源、复旧三大原则，这是前人在实践过程中总结出来的规律。所谓塞流就是固涩止崩，杜塞其放流，是目的；澄源就是澄清病源，即治病求本之意，是方法，是辨证重点；复旧乃恢复故旧，调整其脏腑功能，以建立正常的月经周期，是善后措施。

沈老通过考证《医学心悟·暴崩下血》提出：崩中一证，有虚有实，虚证宜补中兼涩，实证宜清热凉血，既须辨证施治，亦须随证化裁，这样才能病去身安，刈除病根。沈老常用以下三方，每能奏效：

1. 加味荆芩四物汤：四物汤加荆芥、黄芩、香附、阿胶、艾叶、地榆炭。

本方用四物阿胶养血，艾叶温中止血，地榆酸涩止血，黄芩清热，香附调气，适用于肝经火旺，迫血妄行，致成崩证。方中寒温并用，补泻相兼，配合颇有法度，治崩漏初起。

2. 胶艾四物汤：生地、当归、白芍、川芎、甘草、艾叶、阿胶。

本方用四物和血养血，阿胶养阴止血，艾叶温经暖胞。本方适用于冲任虚损，血不藏而妄行者，最有捷效。

3. 归脾汤：黄芪、白术、茯神、龙眼肉、炒枣仁、党参、木香、炙甘草、当归、远志。

本方用党参、黄芪、白术、甘草补脾益气，茯神、远志、枣仁、龙眼、当归养血补心，木香理气醒脾。全方以养心脾、益气血为旨，主治妇人心脾虚弱，崩中漏下。

10. 齿痛验方

齿痛为临床常见症，可由多种原因所致，或为风火邪毒伤及牙齿或齿龈，邪聚而不散，气血滞留，瘀阻脉络而作痛；或因喜嗜辛辣，引起胃火炽盛，胃火循经上冲于齿，伤及龈肉，损及经络而痛；或因肾阴亏损，虚火上炎，灼伤龈肉，以致肾虚髓亏，牙失其养而致疼痛。而齿痛以胃火所致者极多见，沈老拟一验方共享：

石膏 30g，生地 15g，荆芥 12g，防风 12g，丹皮 10g，青皮 10g，甘草 10g。

【煎服法】水煎服，每日 1 剂，并以淡盐水漱口。

【加减法】心火旺者加栀子 12g，麦冬 15g；肝火旺者加胆草 12g，黄芩 10g；胃火炽盛者加大黄 10g，枳壳 12g；阴虚火旺者，加牛膝、黄柏、知母；伴恶寒发热者，加白芷、细辛；无热象或热势不显者，去石膏、生地，加麻黄、附子、细辛。

【按】石膏、丹皮、生地等清胃解毒、凉血活血，荆芥、防风、青皮等祛风消肿止痛。全方共奏清热止痛、祛风消肿之功，用于齿痛疗效确切。

11. 沈仲圭论脾胃

（1）东垣脾胃之论，详于治脾之升补，略于治胃之和降。

沈老说："尝见某杂志论文，对东垣《脾胃论》倍加推崇，不仅适用脾胃虚弱病证，且能适用于某些心肝肺肾诸证，对各系统慢性病之属虚者，亦多有效。"沈老引用《类证治裁》："脾胃论莫详于东垣，其补中益气汤、调中益气汤、升阳益胃汤，以劳倦内伤为主，故用人参、黄芪补中，白术、苍术燥湿，升麻、柴胡升下陷之清阳，陈皮、木香理中宫之气滞。"沈老指出东垣脾胃论之法治太阴恶湿之胃阳虚者尤佳。若只限于东垣脾胃论之方，则难以适应全面。如脾气虚寒不能统血以致便血或吐血、衄血者，当用黄土汤健脾坚阴止血；脾胃阳虚五更泻，宜投四神丸温肾暖脾胃、固肠止泻。若用补中益气汤之类，岂能奏效？

（2）东垣脾胃论的不足在于把脾与胃的性能等视齐观，对脾胃病的治法亦无区别。其实不然，脾阳虚宜温升，胃阴虚宜濡润，脾胃都为中土，治法却各有不同。如治胃阴虚不饥不食，当用沙参、麦冬、玉竹、甜杏仁、白芍、石斛、茯苓、粳米、麻仁、扁豆等清补之品；如治脾阳虚纳谷不化，当用党参、白术、炮姜、炙甘草、谷芽、山楂、神曲、砂仁等补中有消之剂。

12. 论肺痨

沈老继承前贤，认为肺痨的根本病机是肝肾阴虚，虚火上炎。治法当滋阴降火，即"壮水之主，以制阳光"，强调"治肺痨当注重脾肾"。其病在肺经，但与其他脏腑相关，俱可发病。在肾为腰酸腿软，内热盗汗，梦交失精，耳中蝉鸣；在心为惊悸怔忡，虚烦少寐，口舌糜烂；在肝为胁肋作痛，目涩而痛，颈项瘰疬，头昏眼花；在肺为咳嗽痰红，或大口咯血，两颧红如胭脂，鼻中气如火热，咽痛糜烂，声音嘶哑；在脾为不思饮食，胀满腹痛，肠鸣泄泻，肌肉消瘦。肺损日久，上夺母气以自养而致脾虚，下不能滋肾而致肾精亏虚；脾虚失运，谷气不能上达于肺，肾精过耗，阴亏则虚火上炎。

沈老认为治肺痨当辨其病位深浅：劳损在肺，病尚不重；劳损在肾，则病由浅入深；劳损在肺、脾、肾三脏，则为难复之境。沈老指出，"必辨明主次，权衡轻重，斟酌病情，妥善立方"。劳损在肺者，治宜养阴润肺、止咳化痰，方选裘氏清肺宁嗽法，或《医学心悟》之月华丸。劳损在肾者，治宜滋阴降火、潜阳安神，方选裘氏三法，即养阴止血法、育阴潜阳法、养阴敛汗法，或根据病情选用百合固金汤。肺、脾、肾三脏俱损，治宜填精补血，调理脾胃，培先天之精，资后天化源，沈老极赞《十药神书》之白凤丸和保真汤。肺痨恢复期亦当滋补肾阴为主，并应适当体育锻炼、节饮食、远房事。

沈老素善食疗，亦常用一些滋阴润肺、补脾益肾的食物治疗肺痨，如百合、柿饼、牛乳、甘梨、莲子、红枣等。以大蒜治肺痨亦颇有功效，何解？此物虽辛温，于阴亏火炽的肺痨不利，但在服滋阴清火药物时有开胃健脾之效，并可调剂阴柔药碍胃之弊。

13. 治高血压三法

沈老谓："高血压相当于中医头痛、眩晕、肝阳上亢、心悸、中风等范畴，中风的病理和高血压相同，有许多治疗类中风的方剂也可移用于高血压。"对此，沈老提出了治疗高血压三法：

（1）平肝潜阳法：适用于高血压中期，肝肾阴虚，虚阳上浮，表现为头痛眩晕、心悸失眠、暴躁易怒、腰膝无力、舌质红少苔或微黄、脉弦细数等症。方药：菊花、桑叶、白蒺藜、生地、首乌、女贞子、龙骨、牡蛎、牛膝、白芍、桑寄生。释义：菊花、桑叶、白蒺藜祛肝风，生地、首乌、女贞子益肝阴，龙骨、牡蛎镇肝阳，牛膝引血下行，白芍和血柔肝养筋而缓肢麻，桑寄生补肾降血压。全方共奏滋肝肾、平肝阳、息肝风之功。

（2）益阴潜阳涤痰法：适用于高血压后期，肝肾阴虚，肝阳上亢，痰湿阻络，症见头晕目眩、视物不清、耳鸣、痰多、腹胀、纳呆、便溏、舌质淡苔白腻、脉弦细而滑等。方药：龙骨、牡蛎、龟甲、麦冬、生地、白芍、钩藤、菊花、瓜蒌、贝母、枇杷叶、山药、薏苡仁。释义：龙骨、牡蛎平肝，龟甲补阴；麦冬、生地、白芍滋阴养血；钩藤、菊花祛风；瓜蒌、贝母、枇杷叶降火涤痰；山药、薏苡仁健脾利湿。合之共奏滋肾阴、平肝阳、祛痰息风之效。

（3）滋液和阳法：适用于长期高血压，肝肾阴虚，下虚上盛，肾精亏耗，肝阳上亢，阴阳失调，见眩晕、神疲、健忘、腰膝酸软、遗精盗汗、舌质淡、脉沉细等症。方药：桑寄生、白芍、枸杞、沙参、当归、枣仁、茯神、牡蛎、石斛、牛膝、五味子。释义：桑寄生、白芍、枸杞滋肝补肾；沙参、当归益气养营；枣仁、茯神安神宁志；牡蛎咸寒潜阳降虚火；五味子酸敛滋阴，补肝肾；石斛强阴清虚热；牛膝活血化瘀，引血下行。全方共奏滋营血、息肝风、清虚热、降血压、调和阴阳气血之效。

14. 肺炎论

沈老行医多年，对肺炎有较深的认识，其处方用药有自己的独到之处，现阐述于下。

大叶性肺炎的病机为风寒外袭，郁而化热，症见恶寒身热、咳嗽气急、痰黄、胸痛、口干喜饮、脉紧数、苔黄糙，以麻杏石甘汤加味主之。方用：麻黄4.5g，杏仁9g，生石膏15g，生甘草3g，仙半夏6g，前胡6g，冬瓜子9g，竹茹6g，橘红4.5g，茯苓9g，茅根15g。本方系麻杏石甘汤合二陈汤加味，有解表清热、化痰降气之功。如恶寒重可加麻黄之量，热盛加石膏之量，喘甚酌加葶苈子。沈老治大叶性肺炎，除用麻杏石甘汤加味外，有时用定喘汤。方用：麻黄、杏仁、生甘草、半夏、黄芩、苏子、桑皮、款冬、白果。本方用麻黄、杏仁、黄芩、甘草解表清热，半夏、款冬、桑皮化痰降气，白果性涩敛肺。方中散敛并用，润燥相兼，立方颇有意义。另有五虎二陈汤主治哮吼喘急痰盛，方用：麻黄、杏仁、生石膏、生甘草、半夏、陈皮、茯苓、木香、沉香、人参（可改沙参）、细茶。本方亦系麻杏石甘汤合二陈汤加味，用治大叶性肺炎喘促痰多者，颇为对症。

15. 肝风（肝火、肝阳）浅谈

肝为刚脏，体阴用阳。丹溪谓："气有余便是火。"意指肝气肆虐，则肝火、肝阳上升，肝风扇动而言。肝风一证，可表现为头痛、耳鸣、眩晕、郁冒、筋掣、搐搦等临床症状，颇与现代医学的高血压、高血压脑病、血管性头痛等病之表现相似。沈老认为此三者病机各有不同，临床处方用药差异颇大，临床宜审辨之。现将沈老对此证常用方列举于下：

（1）桑丹泻肝汤

【主治】肝风上扰，头痛耳鸣，头昏目眩，脉弦数。

【组成】桑叶9g，麦冬9g，白薇9g，石斛9g，丹皮6g，白芍6g，木瓜4.5g，茯神12g，石决明18g。

【方义释略】本方用桑叶、石决明平肝息风，丹皮凉血泻肝，麦冬、石斛、白薇养阴清热，白芍、木瓜敛阴柔肝，茯神宁心安神。此为养阴柔润、清热泻肝之剂。

（2）羚羊钩藤汤

【主治】头晕胀痛，耳鸣心悸。

【组成】羚羊角 1.5g，桑叶 12g，钩藤 12g，生地 12g，茯神 12g，菊花 6g，川贝 6g，竹茹 6g，白芍 6g，生甘草 2.4g。

【方义释略】本方用羚羊角、钩藤、桑叶、菊花平肝息风；生地、白芍养阴涵肝，川贝、茯神、竹茹清热宁心、涤痰和胃，甘草清热泻火。此方具有平肝息风、涤痰宁心之功。方中羚羊角可改为石决明。

（3）柔润息风法

【主治】阴虚阳亢，风火煽动，舌麻肢痹，筋惕肉眴。

【组成】熟地 12g，石斛 12g，茯苓 12g，苁蓉 9g，麦冬 9g，山茱萸 4.5g，远志 4.5g，五味子 3g。

【方义释略】本方用熟地、萸肉、五味益肾敛阴，石斛、麦冬养阴润燥，茯苓渗湿健脾，苁蓉温润益肾，远志交通心肾。此方润燥育阴，柔养敛阳。

（4）壮水滋阴法

【主治】肾水不足，肝风上扰，头晕便秘。

【组成】熟地 12g，枸杞 12g，山药 9g，苁蓉 9g，茯苓 9g，柏子仁 9g，山茱萸 6g，牛膝 6g，桑叶 6g，甘菊 6g，黑芝麻 15g，牡蛎 15g，远志 3g，五味子 3g，菖蒲 1.5g。

【方义释略】本方用熟地、萸肉、枸杞、五味、黑芝麻育肾阴、滋肾水，桑叶、甘菊、牡蛎平肝息风，远志、菖蒲宣窍醒神，山药、茯苓健脾和中，苁蓉、牛膝益肝肾，柏子仁宁心安神。此方取壮水之主，以制阳光也。

沈老认为本证的治法，不外乎凉肝、滋阴、息风、养血、潜阳等方面。肝风上扰，风火相煽者，用桑丹泻肝汤、羚羊钩藤汤、柔润息风法，视风火之主次而选投之。阴虚而阳亢、风动者，宜壮水滋阴法治之。益肾潜阳、清润涤痰法，用治肝风夹痰热者有效。虚实相兼者，用清上引下法、加味四物汤，分标本治之。

16. 论风湿热痹

《风湿热痹治验》是沈老于 1980 年发表在中国中医药学报上的一则经验之谈，沈老以举例的方式向众多医者诠释了风湿热痹的治法与方药。

风湿热痹作为古今常见的疾病，临床表现为：游走性关节疼痛，可涉及一个或多个关节，活动不便，局部灼热红肿，痛不可触，得冷则舒，可有皮下结节或红斑，常伴有发热、恶风、汗出、口渴、烦躁不安等全身症状，舌质红，舌苔黄或黄腻，脉滑数或浮数。

沈老列举了一例病案说明风湿热痹的诊断与治疗。

齐某，女，青年，1978 年 10 月 1 日初诊。症见足踝热肿疼痛，不能步行，膝关节痛，不思饮食，病已 20 天，脉细数，舌洁无苔。曾行血沉检查，5mm/h。本病足踝热肿，血沉较高，疼痛发于小关节，似是急性类风湿关节炎。拟方以祛风湿、清热毒为主，用独活、防风、秦艽各 9g，桑寄生 12g，五加皮、牛膝、茯苓、泽泻、车前子各 9g，生地 12g，赤芍 9g。水煎服。另用生地 15g，丹皮、赤芍各 9g，银花、紫花地丁各 15g，黄柏 9g，木通 6g，丝瓜络 9g，煎汤浸泡足踝，一日 2～3 次。上药内服外治后，足踝仍感热痛，并见微热畏风，改方用当归 9g，红花 6g，秦艽、防风各 9g，桑寄生 12g，木瓜、牛膝、威灵仙、萆薢各 9g，苍术、茯苓各 9g，水煎服。洗方照旧。按第二方持续服至 10 月 21 日，足踝肿消痛止，仅膝关节尚有肿痛，嘱再服数剂，以收全功。至 11 月下旬，病人之兄来告，其妹早已痊愈，血沉亦降至正常，并已恢复工作。

痹为闭阻不通之意，当人体肌表经络为风寒湿气侵袭，气血不能畅通，遂致关节疼痛，重着麻木，均称痹证。另有一种热痹，素体阳盛，内有蕴热，虽受风寒湿邪，但多表现热象。《金匮翼》说："脏腑经络先有蓄热，而复遇风寒湿气客之，热为寒郁，气不得通，久之寒亦化热，则作痹翕然而闷也。"齐某所患正是此证，故用当归、红花和血活血，秦艽、防风、桑寄生、五加皮、萆薢祛风湿，木瓜利筋骨，牛膝强腰膝，灵仙主顽痹，苍术、茯苓等燥脾利湿。另用清热解毒之品煎汤浸洗，使药性由腠理透入，内外合治，故能奏效。

17. 论哮喘治法

哮喘以呼吸急促，喉间有哮鸣声为特征。朱丹溪云："发作时以攻邪为主，不发时以扶正为主。"本病分为冷哮、热哮，冷哮宜温肺散寒、豁痰利窍，热哮宜宣肺清热、化痰降逆。沈老对哮喘有自己独到的见解，并将其阐述，以示后起学者，详见如下：

沈老近日治一哮证病人，女，43 岁。据云其病由支气管炎转化。症见咳嗽夜剧，胸闷不能平卧，大便干燥，纳食尚可，咳时汗出，脉来弦细，兼有歇止（患者有窦性心律不齐），舌边尖红。沈老认为病人身体壮实，平时少病，宜投化痰降逆、宣肺疏邪之品，如杏苏二陈汤加海浮石、葶苈子、白前、大枣、苏子、旋覆花等。服后效果不大，另改他方亦然。后见《叶朗清老中医治喘经验披拾》一文，末附典型病例，用"清金润肺化痰平喘法"，功效甚著。处方为：北沙参、枇杷叶、旋覆花、炙麻黄、麦冬、苏子、葶苈子、桑白皮、杏仁、马兜铃、白果肉。沈老以此方去桑皮、地龙，加白前，共服18剂，哮喘基本控制。以上所列"清金润肺化痰平喘法"对哮喘均可参考施用，有一定功效。

18. 治痰饮论

痰饮是体内水液停积，不得输化的一种疾病，是由于阳虚阴盛，输化失常，水饮停积所致。沈老对此病有着独到见解，并对叶熙春先生治痰饮之法颇为赞同。集合叶老之治法，沈老总结痰饮治法以"通阳化饮""外饮治脾，内饮治肾""饮邪夹感，标本兼顾"为主，疗效颇显。

（1）通阳化饮

沈老对叶老之谓"水积于阴为饮，饮凝于阳为痰，因饮为阴邪，非温不化，故苓桂术甘汤为治饮之主方""方中白术、甘草虽能健脾和中，终究嫌其呆滞，尤其是甘草味甘性缓，更有满中之弊"颇为赞同，谓其全是经验之谈，立法用药，师古而不泥古，创新而不离古。其谓桂枝、茯苓、半夏最为饮证所宜，肝气郁滞者宜理气化饮，脾阳衰弱者宜温运中宫等，话语切合实际。

（2）外饮治脾，内饮治肾

沈老认为"外饮治脾，内饮治肾"。外饮内饮属脾属肾，不仅是指病机病位的不同，更表示病情的深浅和轻重。如痰饮初成，脾虚湿滞为患，病浅而轻，为外饮，责之脾运不健。若饮病久发，外湿引动肾水，水泛为饮，病深且重，属内饮，咎在肾阳虚衰。如治外饮以苓桂术甘汤合六君子汤，则补而不滞，温中寓补。治内饮用附子、补骨脂、巴戟、淫羊藿、胡桃肉等温补肾阳，配以熟地、牛膝滋肾益肝，用药审慎周到，故能效如桴鼓。

（3）饮邪夹感，标本兼顾

沈老对叶老治饮病夹感，用小青龙汤加减化裁赞赏有加。痰饮如表寒较甚，形寒肢冷者，常去麻黄；若寒邪束闭肺金，咳痰不爽者，则去桂枝。又如咳逆咯痰不畅者，重用干姜、细辛之温散，少用五味子之酸收；若气逆较甚，痰伏不多者，重用五味子收敛，而减姜、辛之辛散。至于外邪郁而化热，出现身热口渴、咳嗽痰浓、苔黄脉滑数者，常以小青龙汤加石膏主之。全方药只 8 味，配伍严密，其增损化裁，可谓尽善尽美。

以上为沈老结合叶老治疗痰饮的经验，详细地描述了痰饮之治法。其要点在于既须辨证论治，又须随证化裁，慎毋拘守成方，不知变通。同时沈老治气虚食少痰多之咳喘，用六君子汤加生姜、细辛、五味子；治肾虚喘逆，用熟地、枸杞、山药、茯苓、牛膝、五味子、补骨脂、胡桃肉、紫石英等补肾纳气。以上两方，用于临床，颇为应手。

19. 明目方二则研讨

（1）方一

【组成】生地 15g，天冬 9g，当归 9g，蝉蜕 6g，杭菊 6g，石决明 12g，夜明砂 9g，黄连 6g，炒白术 9g，蔻仁 4.5g，羊肝 1 个。

【煎服法】各药研为细末，羊肝捣烂，和，炼蜜为丸，如梧子大，每服 9g，日服 2 次。

【功用】有滋阴降火、补肝明目之效，可用于角膜溃疡后遗的翳障、慢性充血性青光眼，以及老年视物模糊、迎风流泪等。

（2）方二

【组成】甘杞子 120g，甘菊 45g，当归头 27g，熟地 4.5g，茯苓 27g，女贞子 27g，白蒺藜 27g。

【煎服法】各药研末，炼蜜为丸如梧子大，每用 9g，日服 2 次。

【功用】有养血祛风之效，在明目功能方面与上方对比，本方以补血柔肝为主，多用于虚而无火之证，亦可治高年目糊。

20. 呕吐（干呕、呕逆）病因病机释疑

呕吐因邪气犯胃，浊气上逆所致，以阳明病多见。西医常见于急性胃炎、贲门痉挛、胆囊炎、胰腺炎、肝炎等病。沈老临床常用方剂如下：镇逆通阳法以降逆和胃为主，治肝气冲逆之呕有效；增损代赭旋覆汤，虽亦以降逆为法，然此方主治胸膈有痰，胃气上逆，故又有异；降泄肝火法，以苦泄降逆为治，宜治肝火犯胃者；加味连梅饮，法为酸甘化阴，以肝胃阴虚、风扰胃气呕吐之证为当；痰饮呕吐，橘红半夏汤治之；胃虚呕逆者，橘皮竹茹汤和之；脾胃俱虚者，加味香

砂六君子汤调之；因暑湿、湿热扰中者，加减正气散疏泄清热为治。

21. 皮肤瘙痒症治验

沈老参考《朱仁康临床经验集·皮肤瘙痒症》将皮肤瘙痒症分为血热、血虚、风湿、风热四型。其中血虚型治法用当归饮子加减。而沈老治疗病例之一为血燥生风之证，属血热者，用凉血祛风法收效甚捷。药选生地、丹参、紫草茸、荆芥、郁金、防风、蝉蜕、牛蒡子、西河柳、连翘、石斛、木通。此方对延久不愈的荨麻疹亦颇有良效。沈老认为若皮肤燥痒只限于局部，可用《金匮翼》中的处方加减：紫背浮萍半碗，豨莶草 1 握，蛇床子 15g，苍耳 30g，防风 15g，煎汤熏洗。

22. 脾胃病（不能食、噫气痞满）释疑

沈老认为，脾胃病因脏者藏而不泻，腑者满而不实所致，虚则太阴（脾），实则阳明（胃）。治病首重脾胃，能使食进胃强，则脏腑安和，外邪何由而入。沈老认为治脾胃具有分有合，宜升宜降，当温当润等区别，皆须详辨。脾虚不运者，资生丸、神术汤、朴附丸，视其症而投之；脾胃升降不和者，升阳益胃汤调之；胃阴不足者，叶氏养胃方主之，加减思食丸亦可出入；脾胃寒滞，增食丸、小和中饮咸宜；气滞食滞者，理气消食法、沉香降气散、越鞠丸皆可选用。沈老认为治疗脾胃病首要辨清虚实寒热，尤要注意：脾气下陷，诚为病象，虽不陷下，但不健运亦属病象；胃气上逆是病证，即不上逆，但不通亦是病证。

23. 治肾八法

沈老提出八大临床治法及其病机方药以治疗肾疾。沈老认为肾为先天之本，藏真阴而寓元阳，为水火之脏，只宜固藏（阴平阳秘），不宜泄露（阳有余为阴虚火旺，阴有余为肾虚水泛），临床常见的肾不纳气（如虚喘）、肾阳不振（如阳痿）、肾阴亏损（如滑精）、阴虚火旺（如肺痨）等，均为常见的肾病。又肾与膀胱为表里（膀胱的经脉络肾），膀胱虚寒为小便不禁，膀胱实热为石淋，亦为和肾有关的多发病。肾病治法归纳为以下八法：①摄纳肾气法，纳肾通督丸主之；②温补命门法，宜景岳右归饮温补元阳，延龄固本丹亦可酌投；③温阳化水法，治宜真武汤或加味肾气丸主之；④滋养肾阴法，宜景岳左归饮滋阴补肾；⑤滋阴降火法，宜河车大造丸或大补阴丸治之；⑥泌尿排石法，独圣散、石韦散及鸡内金均可酌用；⑦固涩肾气法，治宜桑螵蛸散或固脬丸主之；⑧心肾交泰法，治宜

补心丹或朱砂安神丸主之。

24. 中风辨治

沈老针对《燕山医话》一书与张老子维关于中风一病的论述进行了探讨与临床心得。张老认为，"此病乃本虚标实之证，虚乃发病之本，邪为致病之标。所谓虚者乃肾之精气虚也。肾乃水脏而属阴，肾水不足，肝木失养，必累及肝阴，致肝阴虚肝阳偏亢，阳升风动，势必上扰清空而致晕仆眩冒，即所谓内风是也。所谓标实者是指痰、火、风、气等实邪"，"无论风也、火也、痰也，终致气虚不运而血滞，经络阻滞，而为㖞僻不遂，语言不利，或神昏等特有之症"。张老在"治疗中风的体会"中说："但初期治疗当着眼标证，标证缓解，则当补虚固本。"至于补虚固本之方于书中未见，沈老补录一方，滋营养液膏：女贞子、旱莲草各三两，桑叶二两，黑芝麻三两，甘菊二两，枸杞子三两，当归、白芍各三两，熟地六两，黑大豆三两，南烛叶二两，玉竹四两，沙苑蒺藜三两，橘红一两，甘草一两半，茯苓三两，上十六味熬膏，每用一匙，开水冲服。方有养血滋阴息风之效，为补虚固本之良方。

25. 中风续谈

沈老针对谭家兴所做的《中风杂谈》一书中关于中风的病名、病机和治则等进行了详细分析与临床应用。文中讲到，"中风为本虚标实之证，本为肝肾亏虚，气血不足，标为风火相煽，痰热壅盛，气血瘀阻。在临床辨证上，仍以中经络、中脏腑两大类为纲，在治疗上以平肝潜阳、息风开窍、滋补肝肾、活血化瘀为法"。谭老治中风初期，神志昏聩、痰火上涌、喉中痰鸣、不省人事者，以开窍豁痰法；治突然昏厥、不省人事、喉间痰鸣、颜面潮红、口眼歪斜、两手握固等症者，以平肝息风、清热涤痰法；治头晕耳鸣、腰痠、脉弦细、舌嫩红等症者，则用平肝息风滋肾法。沈老亦枚举数个临床有效方剂，具体方药的使用，则应临床随证加减。

26. 沈老论痢疾

沈老认为："对于痢疾之证，时邪外袭，暑、湿、热、食阻滞气机，积于肠间，常为致痢之因（或为诱因），然总须在脾、胃、肾之阳气不充的内在因素支配下发病，故治法宜初痢宜通，久痢宜涩。"用燮理汤治疗下痢初起，或赤或白；用香连丸治疗下痢赤白，脓血相杂，里急后重；用银花、滑石、白糖各等分治疗赤白下痢，小便短赤；用治赤白痢方治疗暑热下痢，赤白相兼，身热肛灼，腹痛后重；对于热痢下重，腹痛，予白头翁汤；用枳实导滞丸治疗湿热困脾，食滞中伤，胸闷腹痛，下痢后重。

27. 漫谈痹证治法

痹证主要是由于风寒湿邪侵入人体，流注经络，致气血不和所致，根据其中偏盛常分为行痹、痛痹、着痹和热痹。沈老认为其治法大体可分为六类：①祛风和营法：用于行痹、痛痹；②和营逐湿法：用于寒湿偏重的着痹；③温经养营法：用温经养营汤，治疗痹证日久，气血不足，肝肾两亏证；④固春酒：用于阴虚火旺之体感受风寒湿邪而成痹者，新久都效；⑤桂枝白虎加减方：用于风湿热痹；⑥积受潮湿四肢不仁方：有滋肝补肾、祛风除湿之功，用于虚人感受风湿之邪。

28. 漫谈哮喘证治

哮喘以呼吸急促，喉间有哮鸣声为主症。其发病机理多由痰气交阻，闭塞气道，肺失肃降之权所致。沈老认为，哮喘治法主要在于"疏邪宣肺，化痰降气"。本病有寒证热证之别，亦有寒热不明显者。寒证名冷哮，症见呼吸急促，喉间有哮鸣声，咳痰清稀，色白而黏，胸膈满闷，面色晦滞，口不渴，舌苔白滑，脉象浮紧。治宜温肺散寒、豁痰利窍，用射干麻黄汤加减。热证名热哮，症见气粗息促，喉中哮鸣，痰黄而稠，咳吐不利，口干喜饮，舌红苔黄腻，脉象滑数。治宜宣肺清热、化痰降逆，用越婢加半夏汤主之。寒热不明显者，沈老常用定喘化痰汤，药用淡豆豉、苏子、杏仁、浙贝母、白芥子、半夏、陈皮、莱菔子、桑叶、瓜蒌、生姜。本方用三子、瓜蒌、贝母、半夏、陈皮、杏仁化痰降气，豆豉、生姜解表散寒，桑叶清肺祛风，麦冬养阴润燥。沈老对哮喘实证和虚证也做了阐述：哮喘实证多发于幼儿及中年，发时喉中痰鸣，张口抬肩、目胀睛突、烦躁不安，须将黏痰咳出，则室闷得以渐减。此证历时日久，常因反复发作，导致身体虚弱，元气日衰，宜注意调补。哮喘虚证多见于老人，症见行动气促、不能平卧、面色无华、腰酸足冷、脉来沉细、舌淡苔薄，治宜温补下元、摄纳肾气。药用怀牛膝、补骨脂、胡桃肉、胡芦巴、巴戟、五味子、沉香、紫河车等。沈老强调辨明虚实寒热，随证化裁药品，才能收到预期效果，令人深思。

29. 卵巢囊肿辨证

沈老认为卵巢囊肿一病相当于中医学的肠覃、石瘕。早在《内经》中就有肠覃的论述，沈老通过对经典的研读将其病因病机概括为：寒凝经脉，瘀血阻络。治疗上主张以活血祛瘀、宣通脉络为主。但临证之时，应四诊合参，中西并用，可在此基础上酌情加减之（肝气郁滞者，用柴胡、香附、元胡疏肝行气；血虚者，用当归、白芍、川芎养血和血；脾虚者，用人参、黄芪、白术益气健脾；西医诊断有积水者，用茯苓、车前、泽泻以利水；等等），以求远期疗效，不可任意攻伐，耗伤正气。选方用《金匮要略》桂枝茯苓丸和《沈氏尊生》血证丸（血证丸：生地、当归、赤芍、三棱、莪术、桃仁、五灵脂、牛膝、大黄、官桂、甘草、延胡索、乳香、没药等）为主。

30. 神经官能症诊治

关于神经官能症一病，沈老认为：其一，神经官能症是高级神经活动因过度紧张而致功能紊乱的疾病，相当于中医的郁证、虚损、心悸、不寐、遗精、脏躁等病，大都由于精神过度紧张，意外刺激，或因大病久病之后，体质虚弱，脏腑阴阳气血功能失调所致。其病性有虚实两端，实证多属心肝气郁，虚证多属心脾或心肾亏损。其二，神经官能症的治疗应四诊合参，辨证施治，不能有所偏执。因为其包括中医的许多病证，出现的症状多种多样，治疗法则也须移步换形，不能执一二主方加减施治。然而，就此病实证而言，属于郁证范畴，中医治郁诸方颇有采用价值，略举如下：抑肝散合二陈汤治神经衰弱、癔病、恐惧心慌、眩晕不眠，药用半夏、陈皮、茯苓、甘草、当归、川芎、柴胡、钩藤、白术；丹栀逍遥散治头痛、急躁、口苦、胸闷胁胀、大便秘结、脉弦数，药用柴胡、薄荷、当归、白芍、白术、茯苓、甘草、生姜、丹皮、焦栀子，可加郁李仁、火麻仁；疏肝理气法治精神抑郁、胸闷胁痛、腹胀嗳气、不思饮食等症，药用柴胡、枳壳、白芍、甘草、香附、郁金、青皮、神曲、鸡内金。

31. 十二指肠溃疡治验

沈老认为，该病病性以本虚标实者居多，本虚是肝肾阴虚，标实是气郁化火。所以，病愈后须投养血滋肝之剂，以资巩固，如一贯煎、滋肾生肝饮收效最佳。另有消化性溃疡属于虚寒者，其症状是胃部隐痛，时轻时重，喜暖喜按，便溏神倦，宜温胃建中之剂。治疗上宜辨证与辨病相结合，在辨证之余，应酌情使用散剂来祛瘀生肌止痛，促使溃疡面愈合，提高疗效，缓解症状。方选一贯煎：沙参、麦冬、当归、生地、枸杞子、川楝子。滋肾生肝饮：六味地黄汤加柴胡、五味子、白术、甘草、当归。已故名中医蒲辅周老先生经验方：乌贼骨、赤石脂、生甘草、鸡内金各一两，白及、香橼各五钱，共研细末，每用五分，食前温开水送下，日服三次。

32. 沈仲圭石淋治验

沈老认为，石淋的病源是肾虚膀胱蓄热。至于治法，其沿袭了先贤的"实证以利尿为主，佐以活血行气之品"之观点。沈老认为石淋一病也应四诊合参，辨证施治，以免渗利之弊，以求远期之效；同时，还应辨病施治，酌情施加滑石、琥珀、海金沙、石首鱼头骨、金钱草等石淋专药。

33. 沈仲圭论泄泻

沈老认为，泄泻一病虽以湿为主，但有寒湿、湿热之异，更有虚证、实证之别。这一点，张三锡阐述得很明了，其云："河间辨别寒热，黑白分明，可谓确论矣。大都以脉之迟数、口之渴否定寒热；日之新久，腹中痛否定虚实，尤为切当。"故应明乎此理，以便临证之时能分其寒湿、湿热，别其虚证、实证，做到治法井然，泾渭分明。具体如下：增损胃苓法主治腹痛泄泻，小便热赤，肠鸣，苔白，脉濡缓；和中导滞法主治暑湿泄泻，脘闷腹胀，口苦尿赤，脉濡滑带数，苔厚腻；益脾饼主治脾胃寒湿，饮食减少，常作泄泻，完谷不化；温脾饮主治面色萎黄，神疲体倦，呕吐食少，舌淡苔白，脉缓弱之中寒泄；脾胃双补丸主治黎明腹鸣即泄，腹部畏寒，脉象沉细，舌淡苔白；七味白术散主治消化不良，脾虚泄泻，尤适用于小儿虚羸脾疳之证。

34. 沈仲圭论猩红热和流行性腮腺炎的中药疗法

沈老认为，猩红热是由乙型溶血性链球菌引起的急性传染病，流行于冬春二季，患者以小儿为多，主要由空气传染，接触传染较少。中医称烂喉丹疹，因咽部糜烂，周身丹疹，故有此名。本病由外感时疫，蕴结肺胃，疫毒化火，上蒸咽喉所致。火毒可由气入营，发生神昏谵语。治疗上，其主张沿袭林氏在《类证治裁》中所阐发的"先表后里，治表宜辛凉，治里宜寒凉"的主张，概括为宣肺透疹、凉营泄热。具体如下：在痧未满布以前，总宜一面清热，一面透疹；待丹疹满布，咽喉腐烂，则宜凉营达热。方为：玄参、连翘、牛蒡子、炒浙贝母、板蓝根、桔梗、前胡、生甘草、马勃、射干、郁金、薄荷、银花；病入营分加生地、丹皮、赤芍、犀角（水牛角代），去薄荷、甘草、桔梗、前胡；咽喉腐烂甚者去板蓝根，加山豆根、鲜青果、萝卜汁，外用锡类散吹喉。

沈老认为，流行性腮腺炎是一种急性病毒性传染病，以腮腺肿痛为主要特征。本病呈散发性流行，冬春多见，5~15岁小儿易得此病，成人较少。患者及隐性患者为主要传染源，病后有免疫力。本病中医称痄腮，又称蛤蟆瘟，系风温疫毒自口鼻侵入，袭于少阳，遂致耳下腮部肿痛。儿童易并发脑膜脑炎，占10%，表现为患儿发热微恶寒，头痛项强，嗜睡呕吐。成人易并发睾丸炎，占20%~30%，表现为在腮肿开始消退时，睾丸肿大压痛，阴囊水肿，病变多为一侧，也有两侧睾丸皆肿的。治疗上：轻症仅局部肿疼，主张外治；重症主张内服外治并用。具体如下：内服可选用普济消毒饮加减来解表清热、软坚消肿；外用可选用金黄散用醋调敷，或者黛蛤散用麻油调敷，或者生大黄研末用大葱捣烂调敷，或者紫金锭水磨敷于患处。

35. 沈仲圭论腰痛证治

沈老认为腰痛一病：其一，首当辨内伤、外感，分寒热虚实。腰痛的原因很多，但总不外外感、内伤两大类。外感为感受风寒，涉水冒雨，坐卧湿地，身劳汗出，衣着冷湿，外邪痹阻经络而作痛。内伤为先天不足，或久病亏损，年迈精衰，房室伤精，腰络失养所致。正如《景岳全书》所云："盖此证有表里虚实寒热之异，知斯六者，庶乎尽矣，而治之亦无难也。"其二，治疗上其主张外感以祛邪疏络为主，内伤以补肾益精为主；病久者多虚实夹杂，应标本兼顾，或先祛其邪，后补其肾。具体如下：①风湿腰痛：腰背重痛，转侧艰难，发热恶寒，舌苔薄白，脉浮紧。治法：疏风达表，祛湿通络。处方：增损羌活胜湿汤。药物：羌活、独活、藁本、川芎各6g，防风、秦艽、茯苓皮、桑枝各9g。②寒湿腰痛：腰部疼痛，重着发冷，得热则缓，遇冷则剧，口不渴，小便清，苔白滑，脉沉迟或细迟。治法：散寒祛湿，疏风活络。处方：加减独活寄生汤。组成：独活、桑寄生、秦艽、茯苓、桂枝、当归、防风、鸡血藤、杜仲、海风藤各9g，苡仁12g，细辛、炙甘草各5g。加减：寒甚肢冷，加附片12g温阳散寒。③湿热腰痛：腰部胀痛，伴有热感，喜冷恶热，口苦而干，小便短黄，舌苔黄腻，脉濡数或弦数。治法：清热祛湿，通络止痛。处方：加味三妙汤。药物：苍术、黄柏各6g，牛膝、蚕沙、寻骨风、薏苡仁、丹参各12g，通草3g，忍冬藤15g，甘草3g。④肾虚腰痛：腰部隐痛，连绵不断，或行房后加剧，形羸胫软，妇人带多清稀，舌淡苔薄，脉细弱。治法：补肾益精，壮骨健腰。处方：自拟益肾健腰饮。药物：熟地、山药、枸杞、杜仲、桑寄生、菟丝子各15g，补骨脂、狗脊、当归、茯苓各9g。加减：肾阴不足，舌红少津，脉细数，去补骨脂，加龟甲、女贞子各12g，黄柏6g，滋肾壮水；肾阳不足，足冷，尺脉微弱，加附片、巴戟天各9g壮阳补肾。⑤瘀血腰痛：腰痛如刺，痛有定处，压痛明显，日轻夜重，俯仰不便，跌打初期有局部肿痛，舌质紫暗或边有瘀斑，脉涩。治法：活血化瘀，通络止痛。处方：选用凌晓五疏散法。药物：狗脊、赤芍、白芍、秦艽、红花、乳香、炒甲片各9g，当归、川续断、鸡血藤、杜仲、麻皮（为桑科植物大麻茎皮部的纤维）各12g。加减：跌打损伤，可加田三七3g，桃仁9g，活血散瘀。

36. 沈仲圭谈紫斑

沈老在《紫斑》一文中的论述，主要有以下几方面内容：其一，浅谈了紫斑与类似疾病的鉴别。紫斑，又名紫癜、肌衄，与斑、痧有别。紫斑常发于四肢皮下，或为瘀点、瘀斑，或状如葡萄成片而发，似属现代医学的原发性血小板减少性紫癜、过敏性紫癜、血友病、血管性紫癜等病。其二，阐述了紫斑的病因病机。紫斑一病有因热毒内伏营血，迫血妄行；或因胃热炽盛，波及营血；亦有心脾两虚，统摄乏权；还有阴虚火旺，扰动血络等。其三，点出了紫癜有虚实之异，急慢之别。热毒内伏营血，胃热炽盛之证，多见于急性、实证；心脾两虚，阴虚火旺者，以慢性、虚证为多。其四，创制了多首行之有效的方剂。沈老辨证施治，创制验方，如消红汤，主治阴虚火旺，紫斑显现；紫斑牙宣方，主治胃热波及营血，遍身紫斑，牙龈出血，腐臭气矽；三黄解毒汤，主治热毒炽盛，面赤脉洪，紫斑迭现，口渴烦躁；血小板减少性紫癜方，主治面色萎黄，精神委顿，紫斑时隐时现，乏力，头晕，纳少；升阳散火凉血消瘀方，主治各种紫斑；血管性紫癜方，主治营分积热，风火相扇，络损血溢，紫斑时现；疏风清热化斑方，主治风热客于营血，络损而现紫斑，脉浮弦而数，舌红少津，身热。

三、医案赏析

1. 咳嗽

案1 刘某，男性，60余岁，有痰喘旧疾，夏日偶感时邪，高热汗出，咳喘痰多，倚息不得卧，气短不能接续。舌苔白滑，满口黏涎，口渴不欲饮。六脉虚大而数，重按似有似无。当断为下虚痰饮，热伤元气，用益气固肾，佐以清热祛痰。

沈老分析此病高热自汗，咳喘倚息，为新感引动痰饮，常易误为实证，投麻杏甘石汤加桑白皮、白前等清热降气之品。但六脉虚大而数，重按似有似无，舌苔白滑，三气短不能接续，则为肾亏重症。故用洋参培元气，菟丝、淫羊、枸杞壮肾气，仍用黄芩、竹叶、连翘、杏仁、半夏等清热化痰。全方清补并用，如非胆识兼具之高手，难以出此上下合治之妙方。

案2 刘某，男，16岁，学生。咳嗽、胸胁疼痛已20余日，近2天加重，呼吸、饮食皆牵引胸胁痛，咳黏痰，身微热，不恶寒，口渴纳差，小便黄，脉象浮数，舌苔薄黄。西医诊断：支气管肺炎。此证系风温外袭，太阴肺失清肃，咳嗽痰稠，脉来浮数，复加少阳胆火上逆，胸胁痛楚，邪自腠理入于半表半里，病延旬余。治拟：清太阴、和少阳，佐以化痰降气。

处方：黄芩15g，柴胡5g，金银花15g，葶苈子10g，枳壳9g，半夏15g，陈皮10g，杏仁15g，薏苡仁15g，甘草10g。

二诊：服上药3剂，咳嗽、胸胁疼痛减轻，身热退，余症大减。舌脉同前，拟原方减葶苈子，加桔梗7.5g，继服3剂。

随访：服药后，咳嗽、胸胁疼痛已止，余症亦愈，遂复学。

【按】程钟龄《医学心悟》云："伤寒胁痛，属少阳经受邪，用小柴胡汤。杂症胁痛，左为肝气不和，用柴胡疏肝散，右为肝移邪于肺，用推气散。"又云："凡治实证胁痛，左用枳壳，右用郁金，皆为的剂。"此案咳嗽痰黏，脉浮数，苔薄黄，乃是风温袭于太阴，肺失清肃之证，惟胸胁疼痛，则为病兼少阳。用柴胡散和少阳，黄芩、银花清热，半夏、陈皮化痰，甘草和中，葶苈子、杏仁降气止咳喘，枳壳除胸胁之痛，薏苡仁清肺健脾，各药皆针对证候出发，故能应手取效。

2. 温毒喉蛾

沈某，男，34岁。1972年6月19日初诊。病起急剧，恶寒壮热（体温39.5℃），经西医检查为急性化脓性扁桃体炎，曾用西药治疗未效。刻诊：两侧喉蛾焮红肿痛，并有腐点，吞咽困难，胸闷不舒，大便不通，口气秽臭，纳谷不香，苔黄腻，脉浮数。拟清肺解毒，消肿散结。

处方：玄参6g，前胡6g，麦冬6g，川贝母6g，菊花6g，牛蒡子6g，板蓝根6g，连翘4.5g，射干4.5g，桔梗3g，薄荷2.4g，瓜蒌9g。

复诊：服前方1剂，热退，大便畅行，胃纳亦增，检查喉蛾虽仍有红肿，但腐点已消，继以前方出入2剂，诸恙皆愈。

【按】《温病条辨·上焦篇》论"温病咽喉肿痛"之病机"少阴主君火，少阳主相火，相济为灾"。近贤丁甘仁论本病盖因"肺卫有热"，"风温疫疠之邪，引动肝胆之火"。盖以咽喉为肺胃之门户，肺胃热而内关白腐、咽喉肿痛，苔黄腻。风温热毒壅肺，故恶寒、壮热而脉浮数。本案用薄荷、菊花、牛蒡、前胡疏风散热；玄参、麦冬、板蓝根、连翘、桔梗清肺胃而利咽喉；瓜蒌、贝母涤痰热而散结。全方清热解毒，宣肺散结，俾清可去实也。

3. 惊悸

钟某因地震及成都军阀混战，惊悸成病，精神恍惚，耳聋，不能言语，上肢微颤，舌红少苔，微干，脉沉细数。系阴虚血热，扰及神明。法当宁心镇肝，清热育阴。

沈老认为此病主要为精神恍惚，不能言语，中医称为神思间病。首用铁落、夏枯、菊花镇肝息风，龙骨、茯神、丹参，莲心清心宁神，郁金行气解郁，竹茹、橘红、川贝化痰，玄参滋阴。全方有镇肝育阴、清热宁心之效，用于精神分裂症现阴虚火旺之症者，其他惊悸、失眠亦可酌情采用。

4. 肝阳眩晕

伍某，女，74岁。1997年5月23日就诊。患高血压病5年，屡治乏效。头晕颈痛，心悸胸闷，四肢无力，鼻痂干结，大便干燥，尿多色黄，舌有裂纹、苔微白，脉沉细弦。血压250/160mmHg。辨证为肾阴不足、肝阳上亢。投养阴平肝佐以息风之剂。

处方：玄参12g，麦冬12g，牛膝12g，茯苓12g，钩藤6g，菊花6g，远志6g，蝉蜕6g，代赭石24g，生龙骨15g，生牡蛎15g。

二诊：服上方3剂，头晕减轻，心悸胸闷，大便仍干、小便略少，脉来细弦。血压230/110mmHg。治宜育阴潜阳，息风安神。前方去代赭石、蝉蜕、玄参、麦冬、茯苓，加菖蒲、白蒺藜、女贞子、茺蔚子各9g，丹参、首乌各12g，磁石

15g。

三诊：服上方 3 剂，头晕、胸闷、心悸减轻，但下肢关节肿痛，舌苔白、脉细数。血压降至 190/100mmHg。治宜平肝潜阳，祛风通络。前方除茺蔚子、牛膝、龙骨、女贞子，加羌活、独活、鸡血藤各 9g。随访 1 个月，血压趋平且稳定，身体轻松有力。

【按】《类证治裁》谓："凡肝阳有余，必须介类以潜之，柔静以摄之，味取酸收，或佐咸降，务清其营络之热。"治肝阳之法，宜甘凉益肝肾之阴，药如玄参、麦冬、女贞子、何首乌之属；介类潜上升之阳，药如牡蛎、珍珠母、石决明之类。再视其兼症而酌予增损。本案兼心悸胸闷，故配以丹参、远志、菖蒲宁心安神；兼痹痛，配以独活、独活、鸡血藤祛风通络，故收效。

5. 严重失眠

谭某，男，45 岁。严重失眠 20 余年。追溯其病史，由于长期脑力劳动过度劳累，精神常处于紧张状态，有时彻夜不寐，面赤心烦，头晕头胀，记忆力减退，注意力不易集中；思想纷纭，身倦体困，胸闷心悸，纳谷不香，小便频数，脉虚数，舌净无苔。

西医诊断：①植物神经失调；②动脉硬化症。证属肾阴亏损，心阳浮越，乃心肾不交所致。

处方：黄连 6g，阿胶 10g，白芍 12g，鸡子黄 1 个，夜交藤 15g，丹参 9g，元参 9g，炒枣仁 10g，远志 6g，陈皮 9g。

患者自 1963 年 7 月至同年 10 月，共服 54 剂，睡眠已近正常，诸症基本消失。

【按】阳浮于上，则面赤心烦，惊惕不寐；阴亏于下，则小便频数，头目晕眩。治疗仿仲景黄连阿胶汤法，滋不足之阴，降上越之火，用轻药缓调之。黄连泻心火，阿胶滋肾阴，鸡子黄佐黄连泻心火、补心血，芍药佐阿胶补肾阴、敛虚阳。既可用于"温病"之心烦不得眠，也可施于杂病阴虚阳亢之不得卧。

6. 黄疸

赵某，男，50 岁。1962 年 5 月初诊。患者因黄疸住北京某医院，诊断为"急性传染性肝炎"，经西药治疗少效而请中医会诊。现症见目黄，周身亦黄，尿赤而少，遍体瘙痒，夜寐不宁，右胁作痛，能食便调，脉弦数，舌红苔黄。辨其为血分燥热，与湿相搏，郁而发黄。投清热利湿，参滋阴活血。

处方：茵陈 30g，生地 12g，车前子 12g，黄芩 9g，当归 6g，红花 6g，黄连 6g，枳壳 6g，橘红 4.5g，厚朴 4.5g，砂仁 2.4g。

煎服法：水、酒各半煎服。

复诊：服上方 5 剂，黄退痒止，睡眠甜适，唯目黄、尿黄尚未退净，续服 10 剂，诸恙均痊。

【按】《顾氏医镜》谓："黄疸多属太阴脾经。脾不能胜湿，复夹火热，则郁而生黄……统言疸证，清热除湿利水为主。"顾氏有经验治疸汤（生地、当归、红花、橘红、枳壳、厚朴、黄芩、黄连、车前、茵陈、白酒、砂仁），功能滋阴活血，清热利湿，沈老颇为赞赏，尝谓："此方消疸而不戕正，理气而不伤阴，尤妙在水酒同煎。"考《本经疏证》亦赞，"水酒合煮之汤，可见补阴剂中，以此通药性之迟滞，散寒剂中，以此破伏寒之凝结"。

7. 脘痛

王某，男，中年。1977 年 8 月初诊。胃脘胀痛，痛有定处，定时而作，胸闷嗳气，酸水上泛，便干尿黄，舌边尖红。曾经钡餐造影诊断为：十二指肠球部溃疡。辨证为木强侮土，肝胃失调，拟泄木和中。

处方：香附 9g，延胡 9g，半夏 9g，白术 9g，白芍 9g，藿香 9g，茯苓 9g，麦芽 12g，薏苡仁 12g，陈皮 6g，砂仁 4.5g，炙甘草 4.5g，左金丸 6g。

二诊：服药 17 剂，胸闷泛酸、尿黄、便结等症大减，但仍有疼痛。前方除藿香、左金丸、麦芽、薏苡仁、白术，加柴胡 6g，苏罗子、煅瓦楞各 12g，木香 4.5g，肉桂 15g。

三诊：上方投服 20 剂后，脘痛大减，余症皆消，前方去肉桂、瓦楞、木香、柴胡，加苏梗、神曲、腹皮各 9g。

服第三方 10 剂，经 X 线复查，溃疡灶愈合，诸症均痊。

【按】肝病可犯中州，或克脾，或犯胃，"若一犯胃，则恶心、干呕、脘痞、不食、吐酸水涎沫"。沈老据胸闷嗳气、泛酸、尿黄诸症，采《内经》"胜方""生方"之义（攻病克制曰胜方，补虚益体须气味相生曰生方），以左金丸、香附、藿香之苦辛相配而调复升降，既泄热清肝，复顺气舒郁，是攻其所胜，并合二陈、白术、白芍辈以健中土，甘酸互用，益其不足借而生土。复诊时，随症变化，稍事出入，药似无奇，效如桴鼓，足见其诊治手段之高明。

8. 郁证

叶某，女，30岁。1975年1月初诊。月经周期尚准，经来量少，但无腹痛（经当地妇科检诊：输卵管粘连），口干苦。近时经来腰及小腹作胀，脉弦，舌胖，苔白厚。系缘肝气郁滞，冲任失调使然。拟疏肝清热，理气调冲。

处方：当归9g，藿香9g，白术9g，白芍9g，茯苓9g，神曲9g，菟丝子12g，枸杞子12g，丝瓜络12g，木通6g，柴胡4.5g，薄荷3g。

二诊：服上方20剂，经量仍不多，其色暗，经前乳房作胀，白厚之苔已化，原方去木通、丝瓜络，加生地12g，丹参、泽兰叶各9g，川芎6g。

服10剂后，诸恙均除，1976年怀孕。

【按】吴鞠通谓"冲任隶属肝肾"。此案经行腰及小腹作胀，乃肝气郁滞所致（胀属气病）。《内经》有"木郁达之"之旨，赵养葵主张以"逍遥散"统治"郁病"，顾松园谓"此方（指逍遥）辛散酸收，甘缓养血，而兼宁心扶脾之剂，乃肝经之要药、女科之神剂，调经者多主此加减用之，多郁多怒者，最相宜"。沈老师古而勿泥，量体以化裁，法有渊源，灵活权变。

9. 绞肠痧

白某，女性，62岁。时逢夏令，酷暑炎灼。猝发心腹绞痛，腹部灼热，欲吐不出，大便不行，胃呆不食，精神委顿，病已3日。曾求治于某门诊部，经西药及针灸治疗，并未好转。舌苔白腻，脉沉弦而数。外感暑秽，内蕴湿浊，两邪相合，直犯中宫，气机壅塞，胃肠逆乱。属绞肠痧，拟苦降辛温法治之。

处方：藿香15g，厚朴10g，半夏15g，黄连5g，黄芩10g，沉香10g，大腹皮15g，吴茱萸2.5g，神曲15g，茯苓15g。

煎服法：2剂，每日1剂，早晚分服。服上药2剂，诸症消失而愈。

【按】雷少逸《时病论》云："盖痧在皮肤气分者宜刮之，在肌肉血分者宜刺之，此轻而浅者言也，若深重者，胀塞胃肠，壅阻经络，直犯乎心，斯须莫救。"又云："其见证不可不分，如风痧者，头痛自汗，腹痛肢麻；暑痧者，头晕汗多，吐血腹痛；阴痧者，腹痛肢冷，即凉痧也；阳痧者，腹痛肢热，即热痧也；又有肤隐红点，一如丘疹，此痧在肌表，为红痧也；满身胀痛，且有黑斑，此痧毒在乎脏腑，为身痧也；欲吐不吐、欲泻不泻，心腹大痛，为绞肠痧也。痧之为病，不尽六气所触，或因饥饱劳役，或因秽浊所犯，皆可成痧，总以芳香化浊法治之。"考痧气，多发于炎夏季节。盖天之暑气下降，地之湿浊上升，人在气交之中，或受秽气，从口鼻直犯中宫，胃肠阻塞，气血壅滞，故有腹痛腹胀、肌肤红点、吐血不得诸症。治宜外用提、刮、针刺，内服芳香辛散之品，使气血流通，其腹胀可除。绞肠痧乃痧之一种，以绞肠腹痛、吐血不得为主症。此案属于热证，故以苦寒芳香之品以清热、化浊，使胃肠疏利而病愈。

10. 经行腹胀

叶某，女，30岁，干部。1975年6月28日就诊。月经周期尚准，经来量少，腰及小腹作胀。经妇科检查确诊为输卵管粘连，曾经中药疏肝、清热及西药治疗，病未减轻，神疲纳差，舌质胖，苔白厚，脉弦细。证属肝郁气滞，冲任失调。法宜疏肝理气，调和冲任。

处方：柴胡6g，白芍6g，白术9g，当归9g，茯苓9g，藿香9g，神曲9g，丝瓜络9g，菟丝子12g，枸杞12g，木通6g，薄荷3g。

二诊：服上方20剂，腰及小腹胀减轻，经量仍不多、色暗，经前乳房作胀，白厚之苔已少，脉弦细。以原方去木通、丝瓜络，加丹参、泽兰叶各9g，川芎6g。

随访：服上方10剂，诸症即除。后经汛不至，恶心、神疲，自知受孕，不久流产。至1976年冬再次受孕，妊娠4个月忽然阴道下血，小腹痛，口苦，尿热，舌红苔黄，脉滑数。为其处保胎方（荆芩四物汤加茅根、藕节、川续断、桑寄生、地榆炭、阿胶）服4剂而安。

【按】冲为血海、任主胞胎，若冲任失常可导致月经失调、崩漏带下、早产、小产等疾患。吴鞠通谓"八脉丽于肝肾"。冲任二脉与肝、肾的关系极为密切。本案经行腹胀、纳差、口苦，为肝郁湿阻，投以逍遥散加藿香、神曲疏肝、理气、化湿，以治其标。腹胀、经量少为肾虚而冲任失调，故用菟丝子、枸杞补肝肾而养冲任。方中丝瓜络行血通络、木通通利血脉，二味合用意在疏通输卵管（即通经络之痹阻），服后诸症俱减。于原方去木通、丝瓜络，加泽兰、丹参、川芎养血行经，故经调受孕。逍遥散见宋代《和剂局方》，方中以当归、白芍养血柔肝，柴胡、薄荷疏肝达郁，白术等培补脾胃，甘草和中缓急，煨姜疏逆和胃，符合《内经》"木郁达之"之旨，为肝郁血虚、月经不调之主方，明代赵养葵赞此方用药之妙。

11. 阳痿

代某，男，38岁，已婚，干部。阳痿、早泄、精液量少已有2年，尚有小便频数，入睡前阴器作胀，少腹疼痛不适，神疲倦怠，纳差。曾求治某西医院，诊断：性神经衰弱。形体尚可，面色无华，脉象濡弱，舌净无苔。乃肾阴亏虚，命门火衰，而致阳痿早泄。拟温肾、益精、兴阳为法，宗还少丹意。

处方：熟地30g，山茱萸15g，枸杞子15g，五味子10g，沙苑蒺藜15g，菟丝子20g，覆盆子20g，川续断15g，大茴香5g。

二诊：服上方7剂，诸症大减，舌脉同前，为巩固疗效，以丸药收功。拟原方5剂量，研细面，炼蜜为丸，每丸15g重，每日早晚各服1丸，空腹细嚼，淡盐汤送下。经随访患者自述服上方丸药毕，阳痿等症已愈，2年未复发。

【按】此案阳痿、早泄、精少、尿频等证候，皆由于肾阴阳两亏而起。如肾亏得复，则由肾亏引起的诸症亦必潜消于无形。沈老用熟地、山萸肉、沙苑、枸杞滋阴补肾，大茴香助命门之火，覆盆子起阳痿，菟丝子治精冷，五味子滋肾固精，川续断补肝强筋。所用诸药虽然平淡，但奏效甚速。由此可见治病之要，在于辨证、用药是否中肯，而不在于药物之贵贱。如辨证不明，虽用贵如人参、鹿茸、鹿鞭、海马、海狗肾等，亦难期其效。

12. 中风

沈某，男性，40余岁。体丰性躁，平时善饮多痰，乃脾虚肝旺之体质。中风后，头晕手颤，四肢痛，两足肿胀，不能步履，口吐痰涎盈盂。曾服清热渗湿、滋补肝肾等药，历时数月无效。两脉弦大而数，兼有劲象，弦劲为肝阳亢盛，大为气虚，当益气补脾，平肝泄热。

沈老认为此为脾虚痰盛而患中风之治法，以六君子汤补脾化痰，以羚角、蒺藜、焦栀、丹皮息风平肝，桑枝通络。再从病人症状分析，吐痰盈盂、四肢痛、两足肿胀皆是脾虚湿痰内盛作祟；头晕手颤、脉象弦劲而数，则为肝阳上亢，肝风内动之象。此时投息风平肝清热之剂，或健脾燥湿化痰等品，均难见效，必须肝脾同治，双管齐下，才能符合病机。至于本病经治数月，始获痊愈，乃慢性病难求速效耳。

学术思想

沈仲圭

沈老长于内科杂证的治疗，且重视治疗法则的制定。总结其多年临床和教学经验如下。

一、阐明继承与发扬的关系

沈老认为中医学是实用、发展的科学，是实践的科学。中医的学术理论经验不会永远停留在古代的水平。中医药学之所以是伟大的遗产、伟大的宝库，是由无数的先贤经过努力奋斗、发展创造，才形成今天丰富多彩的中医学。《内经》是中医的基础理论，可谓中医的"基础学"，《伤寒论》《温病条辨》是中医"临床学"的重要代表著作，《本草纲目》是世界闻名的药学专书。初学中医者要认真学习这四部经典著作，把书中精华学到手，这是挖掘中医学宝库的重要工具，也是发扬中医学的前提。所以说发扬中医学遗产必须在继承的基础上，没有继承就不会发扬。

二、寒温一体，相互补充

沈老认为，"温病学说，导源于《内经》《伤寒论》，经历代医家尤其是清代叶天士、薛生白、吴鞠通、王孟英诸家的大力发展，使温病学说自成体系，蔚为大观。由于伤寒家运用《伤寒论》的方法治疗某些热病，亦有疗效，因此对温病学说仍持异议"；"伤寒、温病，本是一体，不应另立门户"。此说极为中肯，温病学说是在《内经》《难经》《伤寒论》的基础上发展起来的，与《伤寒论》互为补充，使外感病的治疗更为完善。

三、方剂至要，加减有度

沈老认为，"方剂学是中医学宝库中的一个重要组成部分。治病好比歼敌，用药如用兵，选方如遣将，只有兵精将勇，才能所向无敌。每临证必选一方为基础，辨证适当加减。反之，疗效是不会理想的。"沈老提出用药如用兵，选方如遣将，良有以也。

四、评注经典，传承中医

先贤吴鞠通是继承发扬中医学的典范，他所著的《温病条辨》中有许多方剂都是在《伤寒论》的基础上衍生而来的。如加减复脉汤是由《伤寒论》中的炙甘草汤蜕化而来，椒梅汤是由乌梅丸衍生而来，化斑汤由白虎汤加味而组成。也有加减变化大者，如护胃承气及新加黄龙汤等。其诊病选方、用药不拘泥于古人，而是根据病人的脉证，在某方的基础上进行加减。如沈老治疗寒饮咳嗽、遇寒气喘频发者，选用小青龙汤加杏仁、白果、旋覆花、麦冬等，此方为外散风寒、内蠲浊饮之法，病人用之收效颇捷。

又如沈老总结先贤吴鞠通的养阴大法，指出：其一是要主次分明，勿喧宾夺主。治病立法必须切中要害。养阴法在温病治疗领域中虽然占有重要地位，但属于扶正的手段（扶正亦能祛邪）之一。因此，病在上焦、中焦，邪势鸱张时，以祛邪为主，冀撤热以存津；热灼（或邪伏已久）津伤，可在祛邪之时兼以甘寒、甘凉等生津益肺胃，但主次要分明，勿喧宾夺主。诚如吴鞠通指出，"在上焦以清邪为主，清邪之后，必继以存阴；在下焦以存阴为主，存阴之先，若有余邪，必继以搜邪"。其二是选药需恰当，莫使邪留滞。养阴之品以柔润为多，在立方遣药时，使之达到复阴而不滞邪是能否收效的关键之一。在选药时，仍当据吴氏"上焦如羽，中焦如衡，下焦如权"的原则。其三是要知常达变，审阴阳之虚。温病劫夺阴液是其常，但也有阴损及阳，也有素为阳虚之体，这些都是个体特性。因此，我们要知常达变，对已见阳虚者，不妄投或过投滋阴，以免阴阳偏颇。

论著提要

川派中医药名家系列丛书

沈仲圭

一、代表医著

自从 1924 年杭州三三医社出版了沈老著作《医学体用》后，至今已先后编写了中医书籍 10 多本，已出版的有《养生琐言》《诊断与治疗》《仲圭医论汇选》《食物疗病常识》《肺肾胃病研讨集》《中医经验处方集》《中国小儿传染病学》《中医温病概要》《临床实用中医方剂学》《医学碎金录》《新编经验方》共 11 本。近年来，沈老又编写了《论医选集》《中医内科临证方汇》2 本，共 30 余万言，在国内中医杂志上发表论文、评述、医话和医案 100 多篇。

《沈仲圭医话》载沈老医话共 7 篇，其中有 6 篇不足千言，篇幅虽短，然持论平正，寓意深远，耐人寻味，对初学和临床医家都有指导意义。如沈老在《对东垣脾胃论的研讨》一文中说："尝见某杂志论文，对东垣脾胃论倍加推崇，谓东垣的调补脾胃法，不仅适用脾胃虚弱病证，且能适用于某些心、肝、肺、肾诸证，对各系统慢性病之属虚者，亦多有效。"沈老对此颇不以为然，提出异议，他引《类证治裁》中所引华岫云说，"脾胃论莫详于东垣，其补中益气汤、调中益气汤、升阳益胃汤，以劳倦内伤为主，故用人参"。

沈老亲自编写的《新编经验方》一书，所选方剂范围很广，有选自《伤寒论》《金匮要略》《千金方》等书，并不以古人成方为限，近代经验方，如俞根初、费伯雄、顾靖远及丁甘仁、张简斋等，亦多选录。近代经验方源本古方，经过化裁，久验灵效，初学易于掌握。本书效仿《笔花医镜》病症分类法，以脏腑为纲，病症为目，所列病症包括常见疾病如疟疾、痢疾、黄疸、霍乱，以及慢性病如高血压、水肿、消渴等，每病酌选效方数首。每一处方沈老都附上按语，说明处方组织大意及所用药的作用，使读者易于理解和掌握。沈老认为此书可作为临床处方的参考。

二、读书笔记

1. 沈仲圭评鉴《顾松园医镜》

（1）《顾松园医镜》一书系清初顾松园所著，本书以《内经》《金匮要略》为本，并搜罗各家学说，屡经修改，终成初稿，后由河南人民出版社于1961年8月出版，杨慈云校订，分上下两册。

（2）沈老归纳其书有三大特点：①善治温病：顾氏治初之气（立春后）的风温，用小柴胡汤，二之气（清明后）的温病用柴胡丹皮汤，三之气（芒种后）的热病用柴胡骨皮汤。②善治虚劳：顾氏认为发生虚劳的因素有五：酒伤肺，色伤肾，思虑伤心，劳倦伤脾，忿怒伤肝；而其治法有三点：一曰补肾水，二曰培脾土，三曰慎调摄。③简明扼要：每病首论病源、病机，次列诸方，方皆有解，末附医案，对初学者帮助甚大。

2. 沈仲圭临诊笔记

沈老认为：久泻之人，必定脾阳不振，然脾虚久泻之治法，有温补脾肾、升提固涩等，补脾如六君子汤加诃子、肉蔻，温肾如金匮肾气丸，升提如补中益气汤，固涩如赤石脂禹余粮汤，皆为常用之方。但有些久泻，则为胃寒而非肝火，兼有胀痛泛酸，不宜专用补涩之剂，还需参用暖胃燥脾散寒之品，才合病机。对于虚喘的治法，沈老认为要辨清肾阳虚和肾阴虚的区别，根据肺肾两虚及有痰、无痰的情况选用不同的方药。对于久衄，沈老认为并非尽由肺胃热邪，亦有气血虚寒或中焦阳虚者，因而治法也有异同。

3. 论述程钟龄治病经验

程钟龄，清代名医，著有《医学心悟》《医中百误歌》，两书广为流传。

沈老认为：《医学心悟》虽非巨著，但条分缕析，因证立方，宗古而不泥于古，为临床实用佳作。第一，治虚劳的经验：程氏云："治虚损者，当就其阴血未枯之时而早补之；患虚损者，当就其真阴未槁之时而重养之。"后又从咳嗽、吐血、骨蒸、补虚分别论述。第二，治咳嗽的经验：①肺为娇脏，畏寒畏热；②咳的病位虽在肺，但发生咳嗽的因素很多，程氏并不以一方统治诸咳，加减之法甚为细密；③程氏对外寒已尽，咳犹未止之症，主张调和肺气；④外邪已解，咳嗽如故，同时汗多食少者，为脾肺俱虚，当异功散加桔梗治之。第三，治痢疾的经验：①以葛根为君；②少用下气行血之品；③治痢散用于痢疾初起，腹不痛者，若腹部胀痛，不可手按者，以治痢散合朴黄丸下之。第四，治瘰疬的经验：瘰疬一病，多由郁怒伤肝，木郁生火，痰火相搏，留于脉络而成。程氏用消瘰丸合八味逍遥散内服，普救万全膏外敷，可获良效。

4.漫谈肝胃气痛方

陈道隆，近代医家，著有《内科临证录》。

沈老认为：陈老用理气宣络、和肝醒胃法治疗肝胃气痛之证，方选旋覆花汤，旨在理气止痛，用于神经性胃痛有覆杯而愈之功，惟须证脉俱实者相宜，虚体忌之。陈老曾谓："肝郁为病，不欲以为调肝疏气而用苦辛燥烈之品，疏通畅气之治，意以为使肝有条达之机。第不知用之太过，则耗气伤血，所谓气郁不疏，而肝阴先亏，往往有化风痉搐之变。"然肝胃气痛当分虚实，辨证论治，固可收效。

5.《肝硬化中医治疗三得》研讨

肝硬化属中医"鼓胀"范畴，既往有医家提出：以甘遂消腹水，只要辨证配方得当，不仅各型皆可，而且可一直用至腹水消退为止，效果良好，较长久使用确也见无虞。

沈老引用了《常见病中医临床手册》，浙江新昌老中医俞岳真老大夫，以及朱丹溪、张锡纯等古今名医治疗鼓胀病的学说和自己多年以前治疗该病的经验，总结出"攻下逐水，慎勿轻施"的观点，并指出鼓胀一病当须辨证，明确提出对于湿热性鼓胀以攻下逐水效果尤佳。他还提出纵使湿热型用逐水法，也只可"偶一用之，非常也"，逐水药在邪实正虚时使用效果极差的看法；肝硬化（即鼓胀病）常见寒湿困脾、肝脾血瘀、脾阳虚损等，可分别于实脾饮、消瘀汤、济生肾气丸治之。

6.《吴山散记》拾遗

《吴山散记》系沈老在重校句读清代赵晴初《存存斋医话稿》时，不避附骥尾之嫌，将其附在赵著之末，一道编入《珍本医书集成》。沈老于读书期间，偶有心得便以医话出之，其活人济世之怀，蔼然流露于楮墨之间。元遗山诗赞"沉魄浮魂不可招，遗篇一读想风标，不妨举世嫌迂阔，赖有斯人慰寂寥"。

（1）治失眠：沈老认为，习惯性失眠本为难治之症，非单纯安神镇静可获效，当标本分治。以食疗法治标，即枣仁、生地煮粥；以补益心脾肾的黑归脾丸、天王补心丹、兔脑丸为治本之法。他又提出"无药疗法"，如浏览报章、以念制念、听钟计数、寝前微动、调整大便、暗诵诗词、高枕而卧等，都有一定的作用。

（2）治吐血：沈老认为藕节止血较之全藕"收效更大也"，而其极重单方、验方，他的《非非室验方选》多为人传抄，实可拓医家之胸臆，释病者之迷惘。

（3）治梦遗：沈老甚赞此保精方，对梦遗患者，确有佳效。此方以芡实、怀山各 30g，莲子 15g，炒茯神 6g，枣仁 9g，党参 3g，煎服。药汤饮后，加白糖适量，连渣同服。本方一妙在六味药皆味甘性平，性平不动相火，能达安神固精之目的，味甘能补、能和、能缓，以强虚弱之体；二妙在六药皆入脾经，甘平又合脾性，脾土健运，中气冲和，清阳畅通，药效才可发挥；三妙在固肾摄精以强封藏之本，却不取味太涩之龙骨、牡蛎，或过酸之五味子、金樱子。

（4）论本草：沈老认为《神农本草经》每多含意未申，徐氏《神农本草经百种录》阐发精当，惜其太少，张氏《本经逢原》大有独得之见，可供求本草善本者参考。又如理中汤的应用"以脉沉无力为据"，真片言居要。脉沉主里，无力为虚，自利呕吐之症见此脉象，证为中焦虚寒，健运失职，理中汤有较好的疗效。

（5）谈养生：沈老提倡以糙米、麦麸为主食，辅以少量肉、蛋、乳类、鲜蔬、水果，日进二三餐，每餐以八分为度，甚符养生之道。

7.《三三医书》提要汇编

沈仲圭《中医温病概要》有记"湿温用紫雪治验"一案，其人壮热神昏，诸药不效，一投紫雪则热退神清。

湿温者，《难经·五十八难》言："伤寒有五，有中风，有伤寒，有湿温。"湿温是湿热疫疠之邪，经口鼻而入，蕴结中焦，阻滞气机，湿热熏蒸弥漫而成；是以持续发热，脘痞胀满，苔腻脉缓，神情淡漠，玫瑰疹或白㾦，左胁下痞块，白细胞减少为主要表现的疫疠类疾病。相当于西医所说的肠伤寒或副伤寒。

有湿温者，投三仁汤、甘露消毒丹而不效，一投紫雪而效，何解？盖湿温之病，病邪初在气分，用三焦辨证，以三仁汤、甘露消毒丹上下分消，其病可解。至若邪入血分，则分消之法无济于事，卫气营血辨证在所必须。若不察在气在血，下笔即投三仁汤、甘露消毒丹，在气者侥幸而愈，在血者徒劳无益。紫雪系温病三宝之一宝，诚不虚言。

吴鞠通《温病条辨》湿温篇，首条治以三仁汤，次条治以紫雪丹。叶天士曰："卫之后方言气，营之后方言血。在卫汗之可也，到气才可清气，入营尤可透热转气……入血就恐耗血动血，直须凉血散血。"故吴氏曰："湿温相搏，循经入络……至宝丹去秽浊复神明，若无至宝以紫雪代之。"

8.《本草害利》读后体会

《本草害利》一书系凌氏根据古年夫子《本草分队》整理而成，通过研读此书，沈老认为五味子具有味酸收敛的作用，与他药合用能够治疗肺虚导致的久咳虚喘。其又认为该药具有补肾涩精的功效，但五味子补心的功效尤为突出，将其赞为"补心之猛将"；莲子心为"泻心之次将"，其清心安神、交通心肾的功效非常显著；赤小豆为"泻心之猛将"，对于心火引起的疮痈溃烂有奇效，有消肿解毒排脓等功效；青皮为"泻肝之猛将"，能够泻肝破气，气滞部位越低其功效越显著，沈老曾用该药配伍治疗卵巢囊肿属于气滞的患者，收到了良效；吴茱萸为"温肝猛将"，可用于治疗"厥阴头痛"，胃中虚寒作痛，寒疝作痛，寒湿脚气上逆腹痛及肝火犯胃之疾病，但本品辛温，不可多用久用，宜用于外感寒湿之邪，对于阴虚火旺者不宜应用；白术为"补脾猛将"，其是通过祛湿来达到脾健的目的，如果脾脏未受湿邪用之，则非但不能健脾，反而损及脾脏；枳实破气除痞、消积化滞功效甚强，不适宜虚证引起的病变，对于实证引起的病变也应慎用该药；人参虽为"补肺猛将"，但是气属阳，对于阴虚患者不宜用该药，如误投该药反而会使病症加重；沈老认为西洋参虽然昂贵，但是该药药性与沙参相似，且该药禁忌诸多，宜用"补肺次将"北沙参代替。沈老认为治病应知药利必有害，断不可粗知大略，辨证不明，信手下笔，枉折人命。

9.《本草害利》评述之体会

凌氏将其师古年夫子所著《本草分队》加入药物之害，整理成书，更名为《本草害利》。通过研读此书，沈老赞同凌氏之观点，认为医者治病应望、闻、问、切，但切诊尤为重要。某些医家在治病时只通过问诊，而不审证即开出方药，这是沈老所不认同的，医者必须辨明病证，君、臣、佐、使配合得当才能起到治病救人的效果。同时药物都有其偏性，医者组药成方，即以药物的偏性来根除疾病，但是亦不能太过，应该适时加入固本培元之品才更有利于去除疾病，并且病去后元气不亏。沈老认为过用桃仁易使血不止，损伤真阴；黄芪能固表补气，阴虚火旺之体切勿沾唇，又黄芪甘温助气，胃阴虚者不可浪投；枸杞子为滋水清肝之良药，脾虚泄泻者忌用；龙胆草为苦寒之品，该类药物会损伤脾胃元气，不可轻用。沈老认为医者不仅要知道药之利，更要详察药物之害。沈老还认为西洋参与北沙参、人参、党参功效相近，有时候可以用廉价的药物代替较贵重的药材。

10.《非非室医话》二则读后体会

对于泽泻，很多人认为其有养阴作用，而沈老认为泽泻本身只能利水渗湿清热，无补益之效，重用可使滑精，久服则潜耗真阴。他认为在六味地黄丸中泽泻的功效为利水泄热，又《金匮》泽泻汤中用泽泻佐白术利水除湿，以治支饮水停心下、头目昏眩之症。所以他认为泽泻有泻无补，否定了《本草备要》中泽泻"起阴气，补虚损"的说法，认为这是作者贻误初学，没有临证。可见沈老学医之审慎，并不是尽信书本。沈老认为小儿生长发育旺盛，其阳气当发，生机蓬勃，与体内属阴的物质相比，处于相对优势；小儿在发病过程中，易患热病，阴津易伤，在治疗上不宜使用温阳药物，因此将金匮肾气丸中的肉桂、附子两味温阳的药物去掉，作为培补小儿阴精的第一方剂。沈老认为成人肾阴虚则需要应用左归丸，是根据《内经》"阴阳互根""阴阳互济"的理论，所谓"善补阳者必于阴中求阳，则阳得阴助而生化无穷；善补阴者必于阳中求阴，则阴得阳升而泉源不竭"。沈老认为左归丸一方中加用血肉有形之品鹿角胶，不仅可以峻补精髓，而且可以温阳求阴，实乃妙哉。

11.《肝硬化中医治疗三得》读后研讨

《肝硬化中医治疗三得》系胡源民文，读罢此文，沈老不完全赞同其观点，认为肝硬化腹水慎用攻下逐水之法。肝硬化腹水形成后，如患者气急不能平卧，得食胀甚，大小便少而难下，苔腻，脉弦数有力，即正气正盛时，诚可用攻下法。用攻下法须注意体质，密切观察病情变化，适可而止。如反应重，呕吐、腹泻甚则停药，主张"制肝和脾"。沈老对肝硬化腹水的治疗有其独特见解，认为肝硬化腹水当分型辨治，属于湿热瘀滞者以小温中丸为主方；属于寒湿困脾者以实脾饮为主方；属于肝脾血瘀者可投消瘀汤（生牡蛎、炙鳖甲、鸡内金、炒三棱、炒莪术、醋青皮、赤芍、炒枳壳、柴胡、高丽参、茯苓）；属于脾肾阳虚者以济生肾气丸为主方。沈老认为用鸡内金消肝硬化，确有创新精神，值得同道学习。

12. 沈仲圭谈《菊人医话》

《菊人医话》是北京已故名医张菊人口述，王洗笔记，由人民卫生出版社
1965 年第 3 次印刷出版。此书为张菊人一生临床经验的总结。该书中有论述外感
风邪的风热病，张氏认为感受风邪，卫外受病，宜新订加减银翘汤加减。沈老认
为，新订加减银翘汤的主治是"春月感冒风邪，发热不恶寒或微恶寒，口不渴或
微渴，头痛，有汗或汗不彻，或微咳，舌苔薄白，脉浮数"。论证似乎符合病情，
但其用药只偏于清热，缺少透泄，似与鞠通立方初意不相吻合。沈老认为，银翘
散原方更适宜温病初起，而新订加减银翘汤有其局限性，适用于外感温病之热盛
者。对于麻疹出疹前，沈老认为应该在辛凉解表药的基础上酌加宣肺透表之品，
才合治则；麻疹出齐时，应以凉血解毒为主；疹出三日，邪欲入营之证，宜在清
热基础上加用透达之药。同时沈老认为如果遇到病情突变，应该辨证治疗，不应
该固守成法。对于伤风的治疗，沈老赞同张氏的观点，认为后学治伤风证，在辨
证施治时，尤应注意地区的燥热、气候的变化、人体的虚实，不可执板方以治活
病。对于眩晕类病，沈老认同张氏的观点，认为该病乃"上实下虚"。眩晕初起，
下虚尚少，用清上引下法。若下虚较多，上实亦甚者，用清上实下法。若肝阳夹
痰热上冒，用清上镇下法。待眩晕发展成为类中，用厚味滋填、介类潜阳法。沈
老在治疗无黄疸型传染性肝炎及慢性肝炎时，发现多为肝胃失调及木乘土证，遵
循张氏观点，用疏肝和胃或培土和肝之法，每能获效。沈老认为张氏临床经验很
丰富，理论似觉欠缺，读张氏书者应该取其精华，弃其糟粕。

13. 李斯炽教授治疗中风经验有感

李老斯炽为成都名医，其嗣克淦同志将先人治疗中风的经验笔述成篇。沈老
细品其文，颇有感悟。沈老认为中风为老年人的常见病、多发病，相当于现代医
学的脑溢血、脑血栓形成、脑栓塞、蛛网膜下腔出血、脑血管痉挛等。本病之病
机多为正虚邪实，正虚是本，邪实是标。正虚者以阴血阳气亏虚为主，邪实者以
痰瘀肝风为多；阴虚者多兼痰热肝风，阳虚者多兼湿痰瘀血。临床上以阴虚多
见。此病一般表现在心、肝、肾三脏，肝肾同源，肝阴亏损则水不涵木，肝风内
动，筋脉挛急，故有眩晕仆倒等症。心、肾为水火之脏，水亏则火旺，心藏神，
其华在面，故常见神昏谵语、满面通红，亦多与心阳上亢有关。且心、肝为母子

之脏，故心肝阴亏，阳热亢盛之证亦多合并出现。沈老认为，李斯炽治疗中风的六类常用方药对初学者颇有指导意义，其中"阳虚中风""阳明腑实"比较少见，其他四法均常用之。对于常用的四法，临床中又常是两法相结合用之。

14. 沈仲圭谈"善补百岁应有余"

《四川中医》载史老方奇《善补百岁应有余》一文后，沈老认为衰老是自然界的规律，难以避免，但可推迟。推迟的方法不外锻炼身心，如简化太极拳、八段锦、深呼吸、走路、登山等，可按各人躯体强弱情况，采取适合自己的锻炼方法。至于早卧早起、少食多餐、调节情志、劳逸结合、适当工作，亦颇重要。沈老认为老年人脾胃已衰，饮食务求清淡，忌肥腻辛辣。史老补虚三方，为其临床经验之结晶。三方中用之最多，收效较大者为"验方益寿膏"。该方有补气血，滋肾阴，养心神，健脾胃等功用。全方补而不滞，温中兼凉，熬成膏滋，便于服用。沈老治疗高血压病喜用费伯雄的滋生青阳汤，药用：生地、白芍、石斛、麦冬滋养肝肾，杭菊、薄荷、桑叶、石决明、磁石平肝潜阳，天麻一名定风草，主诸风掉眩。本方治下焦阴不太虚，气火偏旺，脉来弦数之症。若肝肾阴亏，脉来弦细者，投张伯龙的潜阳滋降汤，药用：龟胶、熟地、阿胶、女贞子滋阴养血，蝉蜕、甘菊、黑豆衣、磁石祛风平肝。以上两方，一治肝阳上亢之偏实证，一治肝肾亏损之偏虚证。沈老治疗冠心病以通络活血、宣痹通阳为原则。其常用施今墨的"通络活血法"，药用：丹参、三七、红花、鸡血藤、郁金、琥珀、川芎、元胡、当归、蒲黄。此方有攻无补，只宜暂用，虚体忌用。若素体阴虚，脉来沉细，舌质嫩红，并有头昏目眩、腰酸体疲等虚象者，可投党参、麦冬、五味子、制首乌、鸡血藤、焦山楂、炒枳壳等。

15. "疏肝评议"的评议

"疏肝评议"为《临证随笔》中的内容，文中任应秋认为肝病的治法应"疏肝、和肝"，不应苦寒、清降。沈老读他的文章后，觉得有些地方强调太过，难使读者信服。沈老以痰饮为例，认为痰饮之病，当以温药和之，乃是治疗原则，健脾温肾为其正治，行水攻逐发汗皆权宜之法。痰饮涉及的脏腑为肺、脾、肾，与肝无关，亦不须疏肝和肝，而且五脏虚损各有主症，治法大要不离补益，不须掺杂疏肝法。对于暴病，除了中风、痫证与肝有关外，其他均无关于肝，但中风宜平肝息风涤痰，痫证宜消痰，均不疏肝和肝；而痫疾为慢性病，大多与肝亦无关。沈老亦否定了"疏肝评议"中"李东垣讲胃气、刘河间讲玄府、朱丹溪讲开郁、叶天士讲通络都与肝相关"的说法。

16.《燕山医话》评介

《燕山医话》系河北省唐山市丰润县（现丰润区）中医院张子维编著。张老自幼学习中医，对《内》《难》《伤寒》等书颇多心得，乃汇集数十年经验成此书。沈老认为《燕山医话》中化裁仲景治痰饮法而制订的三子逐饮汤药性猛烈，宜于证实脉实，年青体强者，且损伤元气之剂，中病即止，不可过剂。和中汤清肝热，助运化，调气制酸，用治胃脘作痛、嘈杂吐酸等症，颇为恰当，但理气何必用槟榔，砂仁、陈皮均可。又本方和左金丸功用相似。定中汤具有清热降逆和中的功效。治瞳神损伤方乃滋肾阴清肝火之法，对肝肾亏损，肝火上炎的目疾，均可加减施治。沈老认为旧抄本录有消瘀汤，方用：生牡蛎、炙鳖甲、鸡内金、炒三棱、炒莪术、醋青皮、赤芍、炒枳壳、柴胡、大丽参、茯苓。此方以化瘀利气行水为主，辅以丽参扶元气，柴胡疏肝气，似较张老祛瘀疏气行水法更为稳妥。对于肥儿粉，沈老认为父母因爱小儿，常虑其食不饱衣不暖，以致饮食失序，生冷不节，损伤脾胃，生成疳积，所见颇多。故肥儿粉实为儿科要方。肥儿粉方中加入山药、莲子（去心），俱炒香，再加砂仁末，压成糕，可做老人点心，有健脾开胃之效。

17.《医学从众录》评述

《医学从众录》的作者陈修园，是清代著名的医学家。本书系陈氏晚年所作，集仲景辨证之法，纂取明清各大家的精华，借以丰富一般中医的理论。通过研读此书，沈老认为小建中汤治劳，当是阳虚劳损，并非阴虚劳损。陈氏治虚劳主张培补脾肾，固为中肯，但其中尚有阴阳之别，所以培脾不必定用小建中汤，补肾可投六味地黄汤及左归饮。若肺金燥热，咳嗽痰红，可选用清金丸、清燥救肺汤、百合固金汤等。脾虚食少宜用异功散，便溏用参苓白术散。若脾肺阴虚，食少劳嗽，可投珠玉二宝粥。因阴虚劳损常是金水双亏，亦多脾弱，理当三焦分治，不能偏于脾肾二脏。辨证应分主次，选择重点，即可酌量病情，先治一病，再治其他。遇木火刑金之证，沈老认为用仲淳验方（生地、白芍、麦冬、天冬、川贝、桑皮、砂仁、苏子、橘红、枇杷叶、茅根、牛膝、鳖甲、降香）比陈氏的雪梨膏效果好。眩晕多系水虚不能滋木，肝阳化风上扰所致，水虚为病之本，风火为病之标。治痿之法非止一端，总以肝、肾、肺、胃四脏为重点。下消重证，不仅水虚，肾火亦衰。火衰则心肺阳虚，水津不能散布而致燥渴，所饮之水，随入随出则尿多。故必水火并补，才能上滋肺燥，下治多尿。

18.《医学衷中参西录·前三期合编》评述

《医学衷中参西录·前三期合编》为张锡纯一生从事临床工作的经验总结。通过沈老的评述，我们知道张氏善治温病，无论病在表或在里都重用生石膏。而沈老认为先师王香岩治湿温初起，每用连翘、薄荷、山栀、黄芩，辛凉以清膈热；藿香、川厚朴、橘红、豆蔻仁，芳香以开泄中宫；滑石、通草、茯苓，以淡渗利湿。此方旨在开上闸，启支河，治湿温病在卫分，每有捷效。沈老从张氏用方总结到治痢方中如有黄芩、黄连、白芍、金银花、枳实、青皮、山楂之类，加山药一味，可免苦寒伤脾之弊。张氏治痰饮之方，主要有理饮汤、理痰汤两方。治喘息之方，主要为参赭培气汤。

19. 读陈平伯的《外感温病篇》有感

《外感温病篇》相传为陈平伯所作，究难考实，殆成疑义。但因其立论，溯源《内》《难》之旨，阐发《伤寒论》之蕴义，博采众长，言简意赅，切实可法，故为历代临床医家所重视，乃温热医家的宝贵遗产之一。沈老遵循"古为今用"的原则，温习故典，探求新知，复习了王氏的《温热经纬》，将所辑录之"温病篇"的内容归纳研讨。沈老沿袭《外感温病篇》中的理论，认为鉴别温病与伤寒是研究温病的前提。对于"冬不藏精，春必病温"的理论，很多医家沿袭"伏气"之说，然沈老赞成《外感温病篇》中"不藏精"是病之原，而"必病温"是病之由，至于"冬""春"是相对而言。同时他认为"风"为温病之主要病邪，亦为温病的主要受病因素。风温为燥热之邪，燥从金化，燥热归阳明，故肺胃为温邪必犯之地。沈老认为陈氏抓住温为热邪，风邪受自口鼻，必犯肺胃，灼烁津液，所以"发热""口渴"是其"共性"。而患者机体特异，病之兼邪不同，病程进展深浅不同，又各有不同现症，是其"个性"。从而将两者有机地结合，适当施治，则必能取得满意疗效。沈老研习陈氏论治温病，认为法活方严，选业精当，并沿袭其立法遣药之特点：从"温"字着眼以凉解为要、升降相合以祛肺卫之邪、祛邪热存津液主次分明、息风与清营要分气血施治、透泄凉解以治斑疹。然沈老认为，该书中咳嗽烦闷用麦冬确欠妥帖，汗渴而现白痦宜慎用荆芥、防风，而酌配芦根、滑石辈以渗湿热于下，对于察舌辨证之记录不详，均为本篇缺点。读此篇时如能参考《叶氏外感温热篇》《伤寒指掌》《温病条辨》等先贤著作，就能对外感温病有比较全面的认识了。

20. 陈修园及其《医学从众录》评介

陈修园名念祖，福建长乐人，为18世纪末19世纪初清代著名医学家。沈老认为陈氏的思想，既尊经崇古，又集明清各家思想于一体，编成《医学从众录》，对初学者有指导作用。读罢此书，沈老认为所谓虚劳，是由禀赋不足、后天失调、病久失养、积劳内伤引起的脏腑亏损，元气虚弱之证。细分之，有气虚血虚、阳虚阴虚之不同，并非单用复脉汤、小建中汤所能统治。不过沈老认为陈氏治虚劳从后天之脾、先天之肾着手，甚有卓见。我们不妨师其原则，扩大其方，如六君子汤、参苓白术散、补中益气汤、归脾汤，都可辨证投之。沈老认为陈氏对肿证的诊治简明扼要，即"小便之利与不利以分阴阳，身之多热与多寒、脉之洪大与细微以分寒热，病之起于骤然与成于积渐，及年高多病与少壮无病之人分其虚实，以先腹而后及四肢或先四肢而后及于腹分其顺逆"。《医学从众录》肿证篇末附一方：用灯草一把，水四大碗，煎至三大碗；萝卜子一两微炒，砂仁二钱微炒，将二味研末，倾入灯草汤中略滚，即盛入壶内，慢慢饮之。候腹响放屁，小便长，肿即退。沈老认为该方为治疗慢性肾炎之妙方。对于水肿重症，沈老认为务须中西医结合，辨证论治，用药平妥，勿求速效，或带病延年，或逐渐好转，亦不乏其例。

21. 小谈《岳美中论医集》

沈老感《岳美中论医集》风格朴实无华，语言平易近人，将岳老丰富的学术经验深入浅出地介绍出来，可以看到岳老丰富的临床经验和医律精细之一斑。书中专门记载了岳老药物学、方剂学上的丰富经验和心得。沈老感颇有心得，详记之：

沈老在细研《岳美中论医集》第三篇"钻研《内经》《伤寒论》《金匮要略》，做到古为今用"中悟出：在翻阅先辈所遗留下的医学瑰宝时，还须了解古人当时的历史背景、地理环境才无胶柱鼓瑟之弊。如关于仲景方的运用，既要牢记它的证候，也要注意它的配伍、分量。如麻杏甘石汤，沈老认为将其适当加味，可增强定喘宁效之功，也更符合现代疾病的规律，但加味须注意原方配伍的意义，切忌杂药乱投。

沈老认为在发展中医的道路上，我们应该扬长避短，充分发挥中医的优势。如白虎汤退热神速，岳老对其灵活运用，解患者之大急。沈老认为白虎汤主治感冒、肺炎、麻疹之发热口渴、汗出、脉洪大等急性热病邪在气分者，用之多效。若太阴温病，气血两燔者，吴瑭有玉女煎去牛膝、熟地加生地、玄参方。因气血两燔，常见鼻咽疼、舌赤口干等症，此时单用石膏、知母清气分之热，其力薄弱，难见速效，必加生地、玄参、麦冬凉血生津，才能热退身安。此方系在白虎汤基础上适当加减以治温邪犯肺之证。总之，用古方治今病，常须增损进退，因临床所见之症很少与古方主治符合，如不加减，即系以方试病，怎能达到覆杯而愈的效果呢？所以古方虽精，但还须随证、时代与地理环境加减，才能造福广大患者。

沈老在对岳老以甘麦大枣汤治愈男子脏躁一例思考后，认为读古书要撷精遗粕，用古方要善于加减才可称为古为今用。"胆欲大而心欲小"，这句出自唐代名医孙思邈的经典名言，深深地影响着沈老。

对《岳美中论医集》第二篇"治急性病要有胆有识，治慢性病要有方有守"详阅后，沈老感悟：治慢性病要有方有守，"神速非有胆莫办，法活非有识不能"，法定心中，方随化裁。在治疗乙肝方面，蒲辅周老先生总结了八法——"辛凉透邪""清热解毒""逐秽通里""开窍豁痰""镇肝息风""通阳利湿""生津益胃""清燥养阴"，以法论方，以八法为基础，再将各地治本病的经验为参考，则医者成竹在胸，临阵作战，机圆法活，可无游移畏怯之念。

22. 评《伤寒论新注》的价值

沈老对江苏人民出版社在1956年3月出版的《伤寒论新注》一书进行了点评。沈老认为《伤寒论》是张仲景勤求古训，博采众方，并加以整理、总结的结晶。沈老认为，此书在每一个条文之后，先指出该条的主要内容，使人更容易领会该条文的中心思想，然后逐条解以科学新理，辅以古人精义，深入浅出。这本书的确给初学者很大的帮助，是一部学习《伤寒论》的入门佳作。此书在每篇之后做一小结，总结该篇内容，使分散的条文条理井然，易于了解，又在全书之末做一总结，把全书精华所在重点介绍，给我们指出了研究《伤寒论》的方向。此书还于原方之后提示本方的主症，使人应用时有明确的指标，又于主治之后列举前人治验，示人灵活运用的方子。这是学习《伤寒论》的一份好资料。此书在条文后，把内服方剂和针灸穴名同时并列，给临床医家在急性传染病方面开辟了治疗法门。

23. 读"临诊笔记"有感

沈老认为，久泻之人，必定脾阳不振，然脾虚久泻之治法，有温补脾肾、升提固涩等。补脾如六君子汤加诃子、肉蔻，温肾如金匮肾气丸，升提如补中益气汤，固涩如赤石脂禹余粮汤，皆为常用之方。但有些久泻，则为胃寒而非肝火，兼有胀痛泛酸，不宜专用补涩之剂，还需参用暖胃燥脾散寒之品，才合病机。

对于虚喘的治法，沈老认为要辨清肾阳虚和肾阴虚，并根据有痰、无痰的情况选用不同的方药。对于久衄，沈老认为并非尽由肺胃热邪，亦有气血虚寒或中焦阳虚者，因而治法也有异同。

沈老认为，胸痹一病，治法当谨慎，对于病机及症状和《金匮要略》有所出入者，辨证用药需按照《金匮要略》之意而化裁。虽林珮琴认为上焦气阻，腑失通降之胸痹，可用苦降辛通之法，然对于具体病机及症状之不同者，和胃化痰、开结降逆之法亦未必不行。

对于结节性红斑一病，沈老认为，倘若患者素体虚寒，不宜浪投温通血脉之剂，应予补益肝肾、活血通络之法。

三、原文赏析

1. 对《伤寒论》火法的研究

误用火法（如烧针、艾灸、火熏、熨背等）治疗所引起的多种变证，在《伤寒论》中命之曰"火逆"（第116条）或称"火邪"（第114条）。火法中的熏、熨等目前虽已少用，但烧针、艾灸仍沿用不衰，且论中多处提到"当灸""当解之、熏之"等，说明仲景并不因火逆证而反对使用火法，仅是告诫后人使用火法必须慎之又慎，否则易误治致变。书中所载有关条文达18条之多，足见仲景对火逆证的重视，亦是《伤寒论》的重要内容之一，值得探讨，以资借鉴。

（1）火逆误治分析

《伤寒论》火逆证诸条中，论及误治所使用的方法，计有烧针4条、温针4

条、艾灸 2 条、火熏 2 条、熨背 1 条，亦有统而言之曰"被火"2 条，"火劫"2 条，"火迫"1 条。其中包括一误再误者，如第 29 条"重发汗复加烧针"，第 118 条"火逆下之"，第 153 条"发汗……复下之……复加烧针"等火逆证。

误治前的原病证，有以下数种：

①温病：3 条。第 6 条："太阳病，发热而渴，不恶寒者，为温病。若发汗已，身灼热者，名风温。风温为病，脉阴阳俱浮，自汗出，身重，多眠睡，鼻鼾，语言难出。"此"风温"系指温病误用辛温发汗剂后的变证，与后世温病学的风温不同。第 115 条"脉浮热甚"，注家多作表实证解，而太阳伤寒的脉证提纲是"太阳病，或已发热，或未发热，必恶寒，体痛，呕逆，脉阴阳俱紧者，名为伤寒"，似不契合。脉浮热甚，而经误灸后复有"咽燥吐血"的阴虚见症，故系温病无疑。第 113 条："形作伤寒，其脉不弦紧而弱，弱者必渴。"形作伤寒，谓其有头痛、恶寒、发热、身痛无汗等症，而实非伤寒。盖伤寒之脉应弦紧，今脉不弦紧而弱，且有口渴之必然见症，显系温病初起之证候。

②太阳病：8 条。其中中风 2 条，伤寒 2 条，笼统谓太阳病者 4 条。除中风外，其余均直书病名。第 16 条："太阳病……桂枝不中与之也。"此"太阳病"系指中风证而言，因迭经汗、吐、下、温针等法，不仅病证不除，反而使病情恶化，故仲景交代"桂枝不中与之"，说明原系桂枝汤证。唯 117 条"烧针令其汗……"虽未明言其为何证，但据全文看，当系中风无疑。曹颖甫云："烧针令其汗，此本桂枝汤证，先服桂枝汤，针风池、风府，却与桂枝汤即愈之证也。"

③阳明病：2 条。第 200、221 条均在条首冠以"阳明病"三字。

④少阳病：1 条。第 267 条谓"柴胡证罢"，说明其病因为少阳柴胡证。又，此条承上条，上条云："本太阳病，不解，转入少阳者，胁下硬满，干呕不能食，往来寒热。"《金匮玉函经》《千金翼方》径将两条合为一条，可见本条是由少阳病误治。

⑤少阴病：1 条。第 284 条"少阴病，咳而下利"证即是。

从上述可见，《伤寒论》火逆证大多系由温病和三阳证误治所致。盖阳证、热病本不宜使用火法治疗，即使太阳病表证，一般亦宜以汤药发汗；惟当体质壮实，感受寒邪特重者，方可用之。至于阴证，仲景施艾灸以回阳救急，取得疗效；而第 284 条少阴病则系"被火气劫"，即用火法强使出汗，自属禁忌，违之当生变证。

（2）治疗法则

误治所致变证（包括火逆证），仲景称作"坏病"。《伤寒论》第16条，"太阳病三日，已发汗，若吐、若下、若温针，仍不解者，此为坏病"；第267条，"若已吐下、发汗、温针，谵语，柴胡证罢，此为坏病"。柯韵伯云："坏病者，即变证也……火逆则有发黄圊血，亡阳奔豚等证。"可见坏病系由医疗之误所造成，以致变证迭出，证情比较复杂，故丹波氏云："误治之后，阴阳无复纲纪，证候变乱，难以正名也。"然则对各种变证的辨证施治，仲景在书中是采取相应的补救措施的。其所论既有治则，又有具体治法的范例，有法有方，足堪师法，兹另讨论之。

①治则：火逆属坏病之一，仲景论坏病的治则应为火逆一证治法之圭臬。第16条云："观其脉证，知犯何逆，随证治之。"此十二字，即根据病情随时演变所出现的具体证候，审度其势，然后决定治疗方法，是一切变证的处理原则。第267条云："知犯何逆，以法治之。"仲景再次强调须详察脉证，审证求因，始知其逆之症结何在，从而给予恰当的治疗。盖此两条所示大法，虽为火逆等坏病而设，实则对各种病证皆具临床指导意义，充分体现出辨证论治的原则精神。

②治疗举隅：火逆证诸条的辨证论治，仲景具体列出方药的有4条，其余的或未出方药，或示以治则，或指导治法。学者举一反三，便可融会贯通。第118条因烧针致心阳虚烦躁证，投桂枝甘草龙牡汤，方用桂、草温通心阳，龙、牡镇浮越、安心神而止烦躁。第112条火迫劫汗，汗多亡心阳，阳虚不能养神而现惊狂不安之证，处方桂枝去芍加蜀漆龙牡救逆汤。方以桂、草复心阳，姜、枣调和营卫且助桂、草以通阳气，蜀漆消痰浊，牡、龙潜镇心神而止惊狂。第117条奔豚证，兼见针处被寒，核起，仲景以艾灸其核上，并以温通心阳、平降冲逆之桂枝加桂汤与灸药合施而治疗。第29条伤寒误汗，复加烧针所致肾阳虚衰证，当以四逆汤回阳为急。阴阳互根，阳亡则阴竭，阳回即阴复，故成无己云："重发汗为亡阳，加烧针则损阴……是阴阳之气大虚，四逆汤以复阴阳之气。"

以上所列举的火逆证虽阳虚、阴虚皆有，但所出各方均为阳虚证而设，这是因为仲景受到时代局限，当时尚不可能有更多适用于火逆证类的温病类方剂之故。虽然到了近代，已较少应用"火攻"法治外感病，但仲景有关"火逆"证治的具体精神，对指导现今临床实践还是有积极意义的，值得我们深入研讨。

2. 伤寒和温病之比较

综观伤寒方治温病，其不足之处有六：①邪未传入阳明（气分）以前，无辛凉解表之方。《温病条辨》有桑菊饮、银翘散，《时病论》有辛凉解表法。②邪传阳明之腑，虽有承气三方，但是患者体质不同，兼证各异，三承气汤不能尽中病情。《温病条辨》有脏腑合治的宣白承气汤、通利二便之导赤承气汤、心包阳明合治之牛黄承气汤、增水行舟之增液承气汤，《通俗伤寒论》有经腑同治之白虎承气汤、凉血攻下之犀连承气汤、泻火逐毒之解毒承气汤等。③温邪逆传心包，无清心涤痰、芳香开窍之法。《温病条辨》有清宫汤、安宫牛黄丸、至宝丹、紫雪丹，《通俗伤寒论》有玳瑁郁金汤、犀地清络饮等方。④邪传少阴，虽有黄连阿胶汤，治法尚欠完备。《温病条辨》对热邪劫阴，身热面赤，口干舌燥，脉虚大，手足心热甚者，有加减复脉汤；热邪深入少阴、厥阴，脉沉数，舌干齿黑，手足蠕动者，有二甲复脉汤；热深厥甚，脉细促，心中憺憺大动者，有三甲复脉汤；肝风内动，神倦瘛疭，脉气虚弱，舌绛苔少，时时欲脱者，有大定风珠。⑤温病后期，多伤津耗液，《伤寒论》仅有竹叶石膏汤益气生津，其中石膏过寒碍胃，半夏过燥伤阴，不如叶天士的养胃汤、吴鞠通的益胃汤和沙参麦冬汤之甘寒益阴妥帖。⑥对于湿温证的治法，《伤寒论》中很少提及。温病学派提出"湿在表分""湿热郁蒸""湿遏热伏""湿蒙心包"等病机，在治疗上有"宣疏表湿""清热利湿""芳香化浊""宣气化湿""辛开苦降""淡渗分利""宣清导浊"等法则，至今仍广泛用于临床。

温病学家在辨证方面，十分注重察舌、验齿，是其临床经验可贵之处。如舌色绛，为邪传心包；舌苔黄燥、黑燥，为胃肠浊热封闭，乃可下之证；舌卷囊缩，苔黄燥或黑燥，烦躁谵语者，可用犀连承气汤急下之。齿为肾之余，龈为胃之络，如齿燥无津，为热邪耗伤胃津肾液；齿如枯骨，为肾液涸竭；齿龈结瓣，紫如干漆，为阳明胃热；齿龈黄如酱瓣，为肾阴下竭，虚火上浮。

此外，温病学家在诊断方面，还重视辨斑疹。叶天士的《温热论》说："若斑色紫，小点者，心包热也；点大而紫，胃中热也。斑黑而光亮者，热胜毒盛，虽属不治，然其人气血充者，或依法治之，尚可救；若黑而晦者，死；若黑而隐隐，四旁赤色，火郁内伏，大用清凉透发，间有转红成可救者。若夹斑带疹，皆是邪之不一，各随其部而泄。然斑属血者恒多，疹属气者不少。斑疹皆是邪气外露之象，发出宜神情清爽，为外解里和之意，如斑疹出而昏者，正不胜邪，内陷为患，或胃津内涸之故。"叶氏对诊视斑疹的论述极为精要。

邓铁涛说："若果从发展来看温病，温病是从伤寒的基础上向前发展的，可以看成是伤寒的发展，但假若认为既是发展了，便一笔抹了伤寒，取消了伤寒的宝贵经验——方与法，是错误的。同样，认为温病学派卑不足道，杀人多于救人，而一笔抹杀了温病数百年来的治疗经验，也是不对的。"这是极其正确的治学态度。

我们学习中医学，必须系统学习，全面掌握，不能拘于一家之言，横生门户之见，因循守旧，停滞不前；必须将伤寒与温病两者的理、法、方、药统一起来，互为补充，在前人的基础上有所发现，有所发明，大胆创新，不断提高，为继承与发扬中医学做出应有的贡献。

3. 从丹溪方谈他的学术思想

朱震亨字彦修，号丹溪，浙江义乌人。初从许文懿学习理学，后从杭州罗知悌学医。丹溪致力于《素问》《本草》《伤寒》《金匮》等书及刘河间、张子和、李东垣三家学说，倡"阳有余阴不足"论及"肝肾内寄相火，易动而为害"，故立方遣药注重滋阴清火。现将丹溪的著名方剂列举四首，并加分析，可见其理论与治疗若合符节也。

大补阴丸

【主治】骨蒸，潮热盗汗，咳嗽咯血，烦热易饥，足膝疼热。

【组成】黄柏200g，知母200g，熟地300g，炙龟甲300g。

【煎服法】猪脊髓蒸熟合丸。

【按】本方用黄柏、知母清下焦之火，熟地、龟甲、脊髓滋不足之阴。黄柏炒至褐色，知母酒炒，其苦寒之性已减，不致太凉，再以熟地、龟甲、脊髓相配合，有壮水制火之妙用。本方和知柏地黄丸、河车大造丸（紫河车、败龟甲、黄柏、杜仲、牛膝、天冬、麦冬、生地、人参）相仿佛，都有养阴清热、益肾补肺之功，对咳嗽劳热、虚损劳伤等证有一定功效。

虎潜丸

【主治】肝肾不足，筋骨脊软，腿足瘦削，步履乏力，腰酸精损。

【组成】黄柏 250g，知母 100g，炒龟甲 200g，熟地 100g，白芍 100g，锁阳 75g，虎骨 50g（狗骨代），干姜 25g，陈皮 100g。

【煎服法】为末，酒糊丸。

【按】痿证主要由肝肾阴亏，相火炽盛引起，故用黄柏、知母清火，龟甲、熟地、白芍养阴，锁阳润燥养筋，虎骨祛风健骨，干姜、陈皮温脾利气。全方清火滋阴药的分量共 900g，其他各药共 250g，仅为清滋药的 1/4。所以干姜、陈皮不嫌其温散，虎骨、锁阳不嫌其辛温矣。丹溪立方用药极有法度，观于本方可见一斑。

滋阴大补丸

【主治】温补心、肾、脾、胃一切虚损，症见瘦弱食减、发热盗汗、遗精白浊、牙齿浮痛等。

【组成】熟地 100g，山茱萸 50g，山药 75g，枸杞 75g，牛膝 75g，杜仲 50g，巴戟 50g，茯苓 50g，远志 50g，菖蒲 25g，小茴香 50g，五味子 50g，肉苁蓉 50g。

【煎服法】加枣肉蜜丸。

【按】巴戟、苁蓉、熟地、枸杞温补肾阴；杜仲、牛膝补腰强筋；茯苓、山药健脾利湿；山茱萸、五味敛肾固精；远志、菖蒲通心气以交肾；小茴香理气开胃；大枣健脾益血。综合各药性能，全方有温补固涩之效。我常用本方治阳事屡弱，每有良效。丹溪虽善用黄柏、知母、熟地、龟甲，但遇肾经虚寒之证，未尝不用温补，本方即其一例。

消渴方

【主治】烦渴多饮，小便频多。

【组成】黄连末、天花粉末、牛乳、藕汁、生地汁、姜汁，蜂蜜搅拌成膏。

【按】消渴即糖尿病，中医分上、中、下三消论治。此病由真阴不足，火邪炽盛所致，故王旭高谓："一水不能胜五火，燔灼而成三消。"本方用黄连泻火、生地滋阴、藕汁益胃、花粉生津、牛乳润燥益血，对上消饮多、尿多之症最为合适。《医学心悟》有二冬汤，方用天冬、麦冬、天花粉、黄芩、知母、甘草、人参。此方以二冬、花粉生津，知母、黄芩泻火，人参、甘草扶元，用治上消似胜于丹溪的消渴方。

【结语】沈老认为丹溪的"阳有余阴不足"论及其"滋阴清火法"颇有实用

价值。因临床所见病证阴虚者多,即投滋阴降火法者较为广泛。例如,肝阳上亢、消渴、劳瘵、吐血、衄血、梦遗滑精、五淋尿浊等,常有应用滋阴清火者。但丹溪之法并非完美无缺。例如,火旺而阴不太虚者即不适宜滋阴,阴虚无火的宜投景岳左归丸,阴阳气血并虚的宜投龟鹿二仙膏。又如,大补阴丸用于肺结核初期,不如月华丸稳妥(方见《医学心悟》虚劳门)。笔者认为先圣创造于前,后贤增补于后,医学才臻于完备。吾人必须"师古不泥""古为今用"才能对卫生保健事业做出贡献。

4. 对东垣《脾胃论》的研究

尝见某杂志某君论文,对李东垣《脾胃论》倍加推崇。谓东垣的调补脾胃法,不仅适用于脾胃虚弱的病证,且能适用于心、肝、肺、肾某些疾病,对各系统慢性病之属虚证者亦多有效。某君此论似有偏颇,爰就管见,略谈如下:

(1)调补脾胃法

东垣创制的调补脾胃方较多,《类证治裁》引华云岫说:"脾胃论莫详于东垣,其补中益气汤、调中益气汤、升阳益胃汤以劳倦内伤为主,故用人参、黄芪补中,白术、苍术燥湿,升麻、柴胡升下陷之清阳,陈皮、木香理中宫之滞气。以太阴恶湿而病人胃阳衰者居多,用之得宜,效如桴鼓。"因脾胃虚弱出现的病证不一,东垣以后各医家在临床实践中创制了不少治疗脾胃病的治法和方剂。因此,我们对于脾胃病及慢性虚弱诸证,如局限于东垣《脾胃论》诸方,似难以适应复杂的病证。例如,中焦虚寒,腹痛便溏,食后胀满,脉沉细,舌淡者,宜理中汤。又如,慢性胃炎,食欲不振,脘腹作胀者,宜香砂养胃丸健脾行气。再如,脾阳衰弱,水气泛滥,腰以下肿甚,手足不温,二便通利,脉沉迟者,宜实脾饮温阳行水。以上说明脾胃病当辨证论治,并不概用东垣调补之法。对于其他慢性病之虚证,虽调补脾胃,但须另加别药。如归脾汤之治怔忡、心悸,他用参、芪、术、草补脾益气,加远志、枣仁、茯神、龙眼肉、当归养心安神。又如五味异功散加桔梗治脾虚咳嗽,他以四君子汤补脾,桔梗、陈皮治咳,为补脾生肺法,对久咳不止,外邪已尽者用之最佳(详见程钟龄《医学心悟》)。此类方剂甚多,不必繁引。

(2)关于以辛燥升发药治胃的问题

东垣《脾胃论》的缺点在于把脾与胃的性质看成一样,对脾胃病的治法亦无区别。其实不然。叶天士说："脾宜升则健，胃宜降则和，太阴湿土得阳始运；阳明阳土得阴始安。以脾喜刚燥，胃喜柔润也。"林珮琴宗叶氏之说，在其所著的《类证治裁》中说："凡病后热伤肺胃津液，以致虚痞不食，舌绛嗌干，烦渴不寐，便不通爽，此九窍不和皆胃病，岂可以芪、术、升、柴治乎？""故治胃阴虚，不饥不纳用清补，如沙参、麦冬、玉竹、白芍、杏仁、麻仁、石斛、扁豆、粳米等。"但林氏并不否认有胃阳虚证、脾阴虚证，以及"脾胃阳虚纳运俱少，食已欲泻者，用补中益气汤加茯苓、益智、木瓜"。从林氏对脾胃病的辨证施治来看，东垣的补中益气汤（补气升阳）、宽中进食丸（健脾温运）等方，颇有实用之价值。

5. 对王孟英先生学术思想的研究

王孟英先生述作极丰，现存刊本有《潜斋医学丛书十四种》《王氏医书五种》等流行，归纳其学术思想有四个方面。

（1）重视预防，注意摄生

孟英生当疫病流行之际，他竭力提倡预防和摄生，主张在人口稠密地区，必须使湖池广而水清，井泉多而甘洌，疏浚河道，毋使积污，则可"登民寿域"而"默消疫病"；对住房的选择，提出"卜居最宜审慎，住房不论大小，必要开爽通气，扫除洁净"。在摄生方面，他强调不信邪说、迷信；食无求饱，味勿厚滋，而以清淡洁净，适合时令为佳；慎起居，调寒暖，防外邪，充精髓。

孟英生活于18世纪初，当时我国尚少自办的医院，他能认识到疫病的传染与水的污染和环境卫生、饮食卫生有关，从而提出了积极的预防措施，其卓见非凡，实堪钦佩！

（2）精研典籍，由博返约

孟英承其父辈之志，继家传之学，悉心研究医学，奋读苦攻凡十四年之久。从他的著作中可以看出，其学医首从经典入手，对《内经》《难经》《伤寒》《金匮》都做了精心研读，且有阐发，基础十分扎实；然后由源及流，博览诸家之说，无论金元四大家，还是当朝喻嘉言、叶天士、薛生白等的著作，均仔细研究。凭借他颖慧善悟的智力，参合他丰富的经验，撷取各家之精华，融众长于一炉，从博学始，而约取精辟理论，客观地评述、裁辑，并将其引用于他的著作之中。

孟英治病亦多以仲景所论为据，如他对"张雨农体气羸惫，久不作嚏"一案的治法，即是从《金匮要略·腹满寒疝宿食病脉证治》"中寒……欲嚏不能，此人肚中寒"一节悟出。故案中有"古惟仲景论及之，然未立治法"，明确指出孟英辨证依据之所在，且立益气宣阳方，以补仲景所未备，说明先生对典籍研究之精深。

（3）众美兼收，客观公允

明清之际，温补学派颇为盛行，但滥用温补亦复不少，因而孟英医案用寒凉者十之七八，为救温补之祸害耳，然因此有人认为孟英"长于治温，善用寒凉"。其实不然。孟英学识广博，取长补短，立论公正，而非拘泥不化。他强调"审问慎思而明辨之，庶免贻误之弊"，倘温邪误作虚寒，"则邪得补而愈炽，浊被壅而愈塞；耗其真液之灌溉，阻其正气之流行"。医案中辑录了误于温补以致殒命之例，欲启后学勿妄事"温补"，但确为虚寒之证，孟英亦投大剂温补，挽危殆于顷刻，亦不乏其例，只是坚持"有是证而用是药"耳。兹录一则以明王氏学术不拘一格。

"一男患喉痹，专科治之甫愈，而通身肿势日甚，医者惊走。孟英诊之曰：病药也。投附子理中汤数剂而瘥。喉痹治以寒凉，法原不谬，而药过于病，翻成温补之证。"此为寒凉过剂，致成虚寒，孟英以温补救其偏，故其尝谓"死于病者十之三，死于药者十之七"。从而可见孟英治病亦非偏主寒凉用事。

（4）辨证精湛，施治灵活

辨证论治是中医学的精髓，孟英临床经验丰富，疗效卓著。他辨证精湛，施治灵活，能于"同中察异""异中审同"，精析药理，选药果断，尝谓："一病有一病之宜忌，用得其宜，硝黄可称补剂；苟犯其忌，参术不异砒碉。"所以，他能抓住疾病的要害，"见疟不治疟""见血勿止血""见咳毋治咳"，析理透彻，处方熨帖，机轴灵动。例如，他对同一病人，症状相同，因脉象、季节不同，而治法不同，体现了"同病（证）异治"的特点。

（附案）"某母，秋初猝仆于地，孟英诊之，脉浮弦以滑，用羚角、胆星、牡蛎、石菖蒲、丹参、茯苓、钩藤、双叶、贝母、橘红、蒺藜等，以顺气蠲痰、息风降火而瘥。嗣其人至某年春前数日，忽仰欠而厥，孟英切脉微弱而弦，曰：病虽与前相似，而证则异矣。以高丽参、白术、首乌、萸肉、枸杞、桑椹、石斛、牛膝、蒺藜、橘红等镇补摄纳以瘥。"

另如翁氏妇之"目疾"与庄迪卿之"疟",虽为不同病（证），因均为"痰阻"所致，故同用"涤痰"为先导，则体现了"异病（证）同治"之特点。

孟英先生的主要成就有以下几点。

（1）对温病的研究

孟英先生对温热病的辨证治疗及理论研究均有卓越贡献。

①编辑《温热经纬》，使温病学说臻于完善。自《温热经纬》问世，温病之源流更趋明确，伤寒、温病之关系亦觉了然，而温病体系、辨治方法臻于完善，此孟英先生之所以被誉为"温热名家"，亦为其主要成就之一。

盖"经"者，轩岐、仲景之文；"纬"者，叶、薛、陈、章、吴、尤诸家之辨析也。经纬交织，纵横相连，并参孟英之阅历，或评注之，或畅晓之，真是字字珠玑。诚如汪曰桢赞曰："活人妙术，司命良箴，不偏不易，宜古宜今，千狐之裘，百衲之琴，轩岐可作，其鉴此心。"书中引证文献计有《湿热篇》《温热篇》《风温篇》《补亡论》《温病条辨》《医门棒喝》等三十余种，节录熨帖，阐发公正不偏，堪称学者之模范。

全书凡五卷。卷一名《〈内经〉伏气温热篇》，录轩岐之文40条，首论温病之因，再正温病之名，旁证曲引，参以王氏之体会，颇多发挥。如在"先夏至日者为病温，后夏至日者为病暑"条下注曰："夫暖即温也，热之渐也。然夏未至则不热，故病发犹曰温，其首先犯肺者，乃外感温邪，若夏至后则渐热，故病发名曰暑。"

卷二辑仲景之论，分《仲景伏气温病篇》（12条）、《仲景伏气热病篇》（3条）、《仲景外感热病篇》（10条）、《仲景湿温篇》（12条）、《仲景疫病篇》（29条）。其纂集仲景条文，归列各篇，用心良苦，读书精细，可见一斑，而注释之细，尤为经验所得。他在"太阳与少阳合病，自下利者，与黄芩汤，若呕者，黄芩加半夏生姜汤主之"条下，注曰："少阳胆木夹火披猖，呕是上冲，利由下迫，何必中虚始利，饮聚而呕乎。半夏、生姜专开饮结，如其热炽，宜易连、茹。"其言精当可法。

卷三、四选录了叶香岩《外感温热篇》《三时伏气外感篇》，陈平伯《外感温病篇》，薛生白《湿热病篇》及余师愚《疫病篇》，并采辑章虚谷、吴鞠通、徐洞溪、茅雨人诸家之论以释注，其编选之精审，校刊之仔细，充盈于字里行间。

卷五列方论113首，穷每方之精义，述临床之经验，始于"甘草汤"之"奇"，终于"集灵膏"之"复"，宗《内经》"七方"列阵。

②分伏气、新感，详析病因辨治方法。"伏气"之说导源于《内经》"冬伤于寒，春必病温"（《素问·生气通天论》）及"藏于精者，春不病温"（《素问·金匮真言论》）。晋代王叔和据此而加以发展，提出"中而即病者，名曰伤寒，不即病者……至春变为温病"（《伤寒序例》）。王孟英先生经过长期体察，发现温病有"由表及里"和"自里出表"两种类型，乃详细分析，将温病分为"伏气""新感"，借以辨证论治，审证溯因，论理明白畅晓，此孟英对温病病因学说的一大贡献。

观孟英之论"伏气"，基于轩岐、仲景之论；"新感"之说，宗乎叶氏。尝谓："自感温病"仲圣未论，详于叶氏"（《仲景伏气温病篇》）。从而认为吴氏《温病条辨》首列"太阴风温、温热、温疫、冬温，初起恶风寒者，桂枝汤主之"似欠妥。其谓："先曾祖云：风寒为病，可以桂枝汤发汗而愈……发热有汗之证，从未见桂枝汤治愈一人，是亦温病也。"他认为吴鞠通之论，虽欲跳出伤寒圈子，但仍有以温治温之弊。

孟英对"新感温病"的辨法，赞同叶氏"卫之后方言气，营之后方言血。在卫汗之可也，到气才可清气，入营犹可透热转气……入血就恐耗血动血，直须凉血散血"之论，并谓："外感温病，如此看法；风寒诸感，无不皆然，此古人未达之旨。"若为"伏气温病"，则"自里出表"，治法与"新感"不同，孟英详加论述，谓："起病之初，往往舌润而无苔垢，但察其脉软或弦，或微数，口未渴而心烦恶热，即宜投以清解营阴之药，使邪从气分而化，苔垢渐平，然后再清其气分可也；伏邪重者，初起即舌绛咽干，甚有肢冷脉伏之假象，亟宜大清阴分伏邪，继必厚腻黄浊之苔渐生。此伏邪与新邪先后不同处。"孟英"新感""伏邪"之分，为温病的辨治划定了"由表入里"及"自里出表"的具体证候表现，制定了不同的治疗方法，迄今仍有实际效用。

③体察临床治验，发明病机，治法精要。孟英论理精明，临床经验丰富，其理论多经实践考证，故无空泛之谈，其对温病治法、病机均多发明。孟英尝释"温邪上受，首先犯肺，逆传心包"的机理时，谓："温邪始从上受，病在卫分，得从外解，则不传矣……邪不外解，又不下行，易于内陷营分者为逆传也。"并提出，"由上焦气分以及中下二焦者为顺传……温病之顺传，天士虽未点出，而

细绎其议论，则以邪从气分下行为顺，邪入营分内陷为逆也。苟无其顺，何以为逆"。孟英此说在治"沈裕昆妻温病案"得到证实。（案略）

孟英从实践中总结温病的治法，异于伤寒、疫证，初起宜从轻解。尝谓："仲景论伤寒，又可论疫证，麻桂、达原不嫌峻猛；此论温病，仅宜轻解……凡气中有热者，当行清凉轻剂……上焦温证，治必轻清，此一定不易之理法。"其治"周品方冬温案"即可证明。

之后，则为"救液"之法。孟英对"斑出热不解者，胃津亡也，主以甘寒，重则如玉女煎，轻则如梨皮、蔗浆之类"句，做慎重考证，并加注释，谓："本条主以甘寒，重则如玉女煎之石膏、地黄同用，以清未尽之热，而救已亡之液……故变白虎加人参法，而为白虎加地黄，不曰白虎加地黄，而曰如玉女煎者，以简捷为言耳。唐本删一'如'字，径作重则玉女煎……岂知胃液虽亡，身热未退，熟地、牛膝安可投乎。"在其治"陈芝田暑温案"中谓，"温热液涸神昏，有投犀角（水牛角代）、地黄等药至十余剂，始得神清液复者"，以祛邪救阴为治温热病之要。

温病治疗的另一要点是"疏治其枢机"。其析"邪始终在气分流连者，可冀其战汗透邪，法宜益胃"一节，谓："温热之邪，迥异风寒。其感人也，自口鼻入，先犯于肺，不从外解，则里结而顺传于胃。胃为阳土，宜降宜通，所谓腑以通为补也……可见益胃者，在疏治其枢机，灌溉汤水，俾邪气松达，与汗偕行，则一战可以成功。"并提出，"凡视温证，必察胸脘，如拒按者，必先开泄。若苔白不渴，多夹痰湿，轻者橘、蔻、菖、薤，重者枳实、连、夏皆可用之，虽舌绛神昏，但胸下拒按，即不可率投凉润，必参以辛开之品，始有效也"。此皆属经验有得之谈。

（2）对霍乱的研究

霍乱系突发性流行病，辨证稍疏，生死立判，孟英积经验所得，于道光年间（1824）著《霍乱论》（同治初重订），详辨治及病机，条理清晰，亦其成就之一。

①溯源流，详析病机。尝谓："不辨虚实寒热而治霍乱者，犹之弃其土地人民而讲战守。"故追溯《灵》《素》及仲景有关霍乱之论，参诸家之说，探索病机，详分寒热虚实。孟英认为造成霍乱的病机，或因病气，或因伤寒，或因暑湿温热，或因饮食所伤，使"浊反厥逆于上，清反抑陷于下"。而热化为"天运之自

然"，寒化乃"体气之或尔"。至于疫之流行，与"人口稠密"有关，尝谓："疫之流行，必在人烟萃聚之区。"

②明治则，列法布阵。疫虽有寒化、热化之分，但治则总宜"宣其浊则逆自平，而乱乃定，清自升"。孟英并广泛采集简效方法，严格布列法阵。他在"治法篇"中备载伐毛、取嚏、刺急、撋洗、熨灸诸应急之法，复详侦探、策应、纪律、守险等要领。而伐毛等民间治法，一经阐发，则治病之理彰然矣。所列 12条纪律、14 条守险及侦探之法，或为孟英家传，或乃孟英经验，可作临证圭臬。

③辑验案，指导实验。《重订霍乱论》辑录验案皆有指导意义。"南针篇"列先哲治案 22 则，经孟英注释而明白晓畅，其谓："无征不信，有法可师，爰采群书，南针是仰。"亦见其良苦用心。后列王氏治验 55 案，详列辨证要点，以知常变，所谓"谬以身经，附为梦影，盖时移事易"也，录案之中亦有失败之教训，客观公允。

④辨药性，创订新方。孟英尝谓："必药性明而兵法谙，始可制方临敌。"他详辨霍乱常用药物 75 味，其中有"虚人霍乱之主药""霍乱误补之主药"等，皆其切身用药经验。论中创订新方计有 8 首，皆有卓效，如黄芩定乱汤、燃照汤、蚕矢汤、致和汤等，为后世医家所沿用，迄今不失其临床实效。

王孟英丰富的经验和学识，对发展中医学做出了积极的贡献。本文仅就其主要的学术成就做一粗浅介绍，难免挂一漏万，望同志们补正。

6. 对叶天士温热病学的研究

温热病学是中医学治疗热性病领域中宝贵遗产的一部分。它孕育于 18 世纪初，至叶氏《温热论》问世，而得底定，复经后世医家之补充，渐臻完善。《温热论》实际上起到了承先启后的作用。是篇相传为顾景文据叶氏口授笔录于洞庭泛舟之际，虽难考实，但参考《临证指南医案》之治验，确可互为印证。爰就笔者重读是篇之管见，提供有关同志们商磋。

（1）温热病辨治离析于伤寒，羽翼《伤寒论》

《内经》谓："夫热病者皆伤寒之类也。"《难经》则谓："伤寒有五。有伤寒，有中风，有湿温，有热病，有风温。"汉代张仲景宗经旨并集前人之经验，著《伤寒论》专书，归纳"六经"为辨证纲领，分列各证之方法，而成为后世医家治疗热病的典籍，被推崇为医方之鼻祖。然仲景之论，以寒邪客侵，渐从热化，循次传变为主，虽亦有条文提及风温、温病之证，但论治欠详，且所录113方，大多为救逆而设，故后人疑其残阙，甚至责难于叔和重订时处置不当。其实，医学科学的发展总是积渐而成，观金元以降对热病之论治，即是从实践中发展了仲景的理论，及乎明清之际，温热学说已积累了丰富的知识，是为温热学派之前奏期。

叶氏经过长期临床实践，观察到温热与伤寒有异，乃深研《内》《难》，探索《伤寒论》精髓，承袭先辈经验，悉心总结临床治验，倡言"卫气营血"之辨治理论，以辅《伤寒论》之不足，使热病之辨析趋于完备，对后世研究温热病奠定了扎实的基础。

《温热篇》虽仅3600余言，但言简意赅，确有灼见。虽以"外感风温、湿温"为主题，但其他温病、暑病、温疟等均可参考。叶氏鉴于温为阳邪，性属于热，最易灼烁津液，病之起始即较凶猛，且阳邪伤乎上，邪自口鼻而入，上受而犯乎肺卫，循次入里传陷。与伤寒之寒为阴邪，其转化热者，或因复气所加，或因治逆而致，虽亦自外而里传陷，但辨治不同。故于篇首明言："温邪上受，首先犯肺，逆传心包……辨营卫气血，虽与伤寒同，若论治法，则与伤寒大异也。"由于"伤寒之邪留恋在表，然后化热入里，温邪则热变最速"，所以对表证之施治，伤寒宜辛温，而温病当辛凉；伤寒用"和法"在于和解表里，而温病则在消上下之势；伤寒下不嫌迟而宜猛，温病下不嫌早而宜轻。

总之，叶氏将温热病的辨治系统地总结在《温热篇》中，它离析于伤寒，而羽翼了《伤寒论》。所以，章虚谷认为，"同为外感，故症状相似，而邪之寒热不同，治法迥异，岂可混哉……叶天士始辨其源流，明其变化，不独为后学指南，而实补仲景之残阙，厥功大矣"。

（2）倡温热体系，知常变而圆机

凡临床医家贵在能掌握疾病之发展规律，从而堵截传变，扭转病机，使之痊愈。叶氏观察到外感温病受自口鼻，而上侵于肺，肺主气属卫，与伤寒之"首犯太阳，渐从热化，内传少阳、阳明"的规律不同，乃借《内经》营卫气血学说，发挥《难经》之旨，创"卫气营血"的理论体系，以辨治温病。

考《内经》谓，"营在脉中，卫在脉外"，"卫气者，所以温分肉，充皮肤，肥腠理，司开阖者也"，它说明了卫与营有表里关系。又谓，"中焦受气，取汁变化而赤，是谓血"，它指出气与血是源流相关，亦有表里之联系。本来表里是相对而言的，卫与气，则卫为表而气为里；气与营，则气为表而营为里。所以，叶氏提出温热病的传陷规律应是"卫之后方言气，营之后方言血"。细参叶氏卫气营血辨证，亦基于脏腑辨证为依据，其谓："肺主气属卫，心主血属营。"所以温病初起之咳嗽、身热、胸闷等肺经见症属卫气，而神昏、谵语、吐衄等心经见症应归列营血，至于"三焦不得从外解，必致成里结"，里结于胃与肠者，更为明确矣。

卫—气—营—血的循次内传是言其常，但临床所见每每不能截然分层。即仲景之论传陷，亦有循经、越经、直中和合病、并病等别；叶氏《温热篇》亦列载"逆传心包"及"其热传营，舌色必绛……绛色中兼黄白色，此气分之邪未尽也"等关于温病传陷之变。考孟英解释温病之传变颇有灼见，他认为，"温邪始从上受，病在卫分，得从外解，则不传矣"。若"不从外解，必致里结，是由上焦气分以及中下二焦者为顺传；惟包络上居膻中，邪不从外解，又不下行，易于袭人，是以内陷营分者为逆传也"。我们理解，所谓"逆传"，是卫分之邪不解，而未经气分阶段，即现营、血分之证，犹伤寒之"越经传"；若由卫分传经气分，再不解而及营分、血分者，是谓"顺传"，亦似伤寒之"循经传"；至于气分未罢而即现营分证者，如伤寒之"并病"；卫分不解而气、营证同见者，若伤寒之"合病"。以上皆属温病传陷之变局。所以致成变局的原因，从历代温热家的临床纪实分析，或因失治、误治，或因患者素体之特异，可见《温热篇》所谈确系叶氏心得之言，理当细参深悟之。

（3）创诊察新境，补前贤辨证之缺

叶氏《温热篇》中用较多篇幅记述了病人舌、苔、牙齿的变化，以及辨析斑、疹、痦之内容，且常用这些诊察所得来指导治疗，决定措施，补充了前人诊断手段之不足，兹归纳分析如下。

①察舌、苔既精且详：叶氏悉心体察于临床，细致地从病人的舌、苔表现上进行辨析，较《伤寒论》的叙述要精详得多。察舌需别色泽、形态，他认为"舌淡红无色"或"干而色不荣者"是胃津伤而气不化液，倘见舌绛（绛即深红色），即示热已传营，若"中心干者"，乃心胃火炽，"绛而光亮"乃胃阴被灼，"绛而干燥"是火邪劫营，"独中心绛者"此胃热而心营受灼，"舌尖绛独干"又为心火

上炎之象等。宿夹瘀伤宿血者，其"舌色必紫而暗"，凡"舌上生芒刺者"，必是热极。舌上生苔，犹地之生草，先别其有根无根，再审其颜色及津液之存亡，《温热篇》列白、黄、黑诸苔，分析颇细。白苔，有白薄者为兼感风寒，白干而薄是肺津伤，白厚燥者胃燥气伤，白苔黏腻乃湿热气聚，白如粉而滑、四边紫绛者温疫初入膜原，黄白相兼为表郁未解，若舌绛而兼白黄者乃气分之邪未尽而传营也。黄苔，有黄甚、老黄，黄如沉香色、灰黄色，或黄而中有断纹，皆为热邪里结阳明而当下之，另有黄不甚厚而滑者，热未伤津，必要黄而干者，虽不厚而已伤津。黑苔之审，要在"滑"与"干"两字，若"黑而滑"为阴证，舌短缩者，肾气竭，"黑而干"乃津枯火炽。叶氏还特别指出"望之若干，手扪之原有津液，此津亏湿热熏蒸，将成浊痰蒙闭心包"的诊察方法，有独到之处，开辟了热病诊断的新境界。

综合叶氏论中关于察舌、苔的内容，有从色泽、形态、部位而论，有舌、苔分论，有舌、苔相兼论，约占全文1/3，辨析精细，确实对临床有指导价值，而叶氏自身也非常重视凭借舌苔来制订治疗措施。譬如，当温病见脘腹满痛，需用苦泄时，强调"必验之于舌"，要"或黄或浊"始可投之，否则"未现此等舌，不宜用此等药"。叶氏是系统观察舌苔变化的创见者之一。

②验齿之法尤独到：叶氏依据齿为肾之余，龈为胃之络，热邪不燥胃津，必耗肾液，且二经之血皆走其地，故创"验齿"之法。究其方法：察齿瓣：病深动血，结瓣于上。其色紫如干漆者，乃阳明之"阳血"，色黄如酱瓣者，为少阴之"阴血"，见豆瓣色者，多险。审齿血与齿垢：初病，齿缝流清血而痛，因胃火冲激所致，若不痛者，因肾火上炎之故。齿垢因肾热蒸胃浊所结，色如灰糕状者，胃气无权，津亡枯败，多死；齿焦无垢，胃液竭，亦属死侯；有垢者，火盛而气液未竭，乃肾热胃劫也。别齿之燥润：齿须"候枯处转润为妥"。若光燥如石者，胃热甚；如枯骨色者，肾液枯；若枯在上半截，乃心火上炎，水不上承也。验齿之动态：咬牙、啮齿有别，而咬牙有虚、实。一般热病咬牙，是热气盛而络满，若其脉证皆衰者，又为胃虚而内风乘袭也；牙关咬定难开，或为风痰阻络，或为痉证之兆。咬牙且啮齿者，湿热化风，内风鼓动也。

验齿的发明是叶氏总结临床经验的成果。他导源于《内经》，而加以阐发，并且实验之于临床，所以在篇中强调指出"温热之病，看舌之后，亦须验齿"。

通过对齿瓣、齿血、齿垢、齿燥、齿动等方面的审察，以验证肾、胃津液之存亡，温病热邪之盛衰，有独到之处。

③辨斑疹疬瘩有创见：斑疹之发，乃热闭营中。叶氏辨斑疹疬瘩亦多创见，如其谓："若夹斑带疹，皆是邪之不一，各随其部而泄……斑疹皆是邪气外露之象。发出宜神情清爽，为外解里和之意；如斑疹出而昏者，正不胜邪，内陷为患，或胃津内涸之故。"他对斑疹瘩三者的辨析是十分重视的。叶氏从实践中体验辨斑疹，因为诊察之便，既不暴露病人于外，且能充分审察也。斑、疹的辨察和创见：斑者点大而在皮肤上；疹者，或云头隐隐，或琐碎小粒。一般认为斑之红色属胃热，紫为热盛，黑为胃烂。叶氏提出，"必看外证所合，方可断之……若斑色紫小点者，心包热也；点大而紫，胃中热也；黑斑而光亮者，热盛毒盛，虽属不治，若其人气血充者，或依法治之，尚可救；若黑而晦者，必死；若黑而隐隐，四旁赤色，火郁内伏，大用清凉透发，间有转红可救者"。他还认为，春夏之间，湿病多发疹，如淡红色而不渴肢凉，脉不数者，非虚证即阴证。《温热篇》中提出，"斑属血者恒多，疹属气者不少"，并谓斑、疹"宜见而不宜多见"，皆为经验之谈。倡白瘩之辨析：白瘩者，小粒如水晶色之疹也。叶氏谓其乃"湿热伤肺"所致，并予辨析，色晶莹者乃湿郁卫分，白如枯骨者气液枯也。汪日桢尝谓："白瘩前人未尝细论，此条之功不小。"叶氏对斑疹瘩的诊察内容大大地丰富了热病的诊治依据，后世医家在他的影响下，进一步充实，使之更臻完善。

（4）析叶案之妙，探索其治疗特点

①初用辛凉案

僧，近日风温上受，寸口脉独大，肺受热灼，声出不扬。先与辛凉清上，当薄味调养旬日。

牛蒡子、薄荷、象贝母、杏仁、冬桑叶、大沙参、南花粉、黑山栀皮。

【按】《温热篇》谓："未传心包，邪尚在肺，肺主气，其合皮毛，故云在表。在表初用辛凉。"即本案之治则，缘其夹风，故加薄荷、牛蒡之属，若夹湿者，又宜芦根、滑石之流矣，所谓"透风于热外，渗湿于热下"之治也。

②清营利窍案

陆，高年热病八九日，舌燥烦渴谵语，邪入心包络中，深怕液涸神昏。当滋清祛邪，兼进牛黄丸，驱热利窍。

犀角（水牛角代）、竹叶心、鲜生地黄、连翘心、元参、石菖蒲。

【按】叶氏尝谓："营分受热，则血液受劫……如从风热陷入者，犀角、竹叶之属，如从湿热陷入者，犀角、花露之品，参入凉血清热方中。"本案用连翘、生地黄、元参凉血清热，石菖蒲利窍醒神，加犀角（水牛角代）、竹叶者，论与治合，可证其论来源于实践所得。

③气血两清案

某，脉数、右大，烦渴，舌绛。温邪，气血两伤，与玉女煎。

生地、竹叶、石膏、知母、丹皮、甘草。

【按】《温热篇》谓："到气才可清气，入营犹可透热转气……入血就恐耗血动血，直须凉血散血。"又谓："若斑出热不解者，胃津亡也。主以甘寒，重则如玉女煎，轻则如梨皮、蔗浆之类。"脉数、右大、烦渴是气分之热不解，舌绛乃"热传入营（血）"之症，此案列方实为"白虎"加地黄、丹皮、竹叶耳。孟英释"重则如玉女煎"句时即谓："言如玉女煎之石膏、地黄同用，以清未尽之热，而救已亡之液……不曰白虎加地黄，而曰如玉女煎者，以简捷为言。"

④邪留三焦案

某，暑湿热气，入上焦孔窍，头胀，脘闷不饥，腹痛恶心，延久不清，有疟痢之忧，医者不明三焦治法，混投发散消食，宜乎无效。

杏仁、香豉、橘红、黑山栀、半夏、厚朴、滑石、黄芩。

【按】此案即《温热篇》所谓"气病有不传血分，而邪留三焦"之例。治取"和法"，意在"分消上下之势"。用杏仁、香豉、山栀宣泄其上；黄芩、厚朴、橘红、半夏理其中宫；滑石渗窍于下。亦即叶氏"随证变法，如近时橘、朴、苓等类，或如温胆汤之走泄，因其仍在气分，犹可望其战汗之门户，转疟之机括"。

⑤通阳除湿案

某，脉缓，身痛，汗出热解，继而复热，此水谷之气不运，湿复阻气，郁而成病，宜宣通气分。热自湿中而来，徒进清热不应。

黄芩、滑石、茯苓皮、大腹皮、白蔻仁、通草、猪苓。

【按】《温热篇》谓："热病救阴犹易，通阳最难……通阳不在温，而在利小便。"故方主利窍渗湿以布气化，药用滑石、茯苓、猪苓、通草，并合蔻仁、腹皮之宽中理气，佐黄芩以清已生之热。

⑥承津救阴案

夏热秋燥致伤，都因阴分不足。

玉竹、麦冬、花粉、白沙参、生扁豆、冬桑叶、生甘草、地骨皮。

【按】温为阳邪，最易耗夺津液。因夏热加秋燥，此燥之偏温，故以玉竹、麦冬、花粉、沙参等承肺胃之津液，此即《温热篇》所谓"救阴不在血，而在津与汗"之治也。

⑦开泄结胸案

某，误下热陷于里而结胸，所以身不大热，但短气胸满烦躁，此皆邪热内燔，扰乱神明，内闭之象。棘手重恙，仿仲景泻心法。

川连、黄芩、半夏、枳实、生姜、干姜。

【按】孟英谓："凡视温证，必察胸脘，如拒按者，必先开泄。轻者橘、蔻、菖、薤，重者枳实、连、夏皆可用之。"本案误下结胸，故以生姜，干姜泻心汤去大枣、甘草、人参，加枳实。而《温热篇》对苦泄之运用，"必验之于舌，或黄，或浊，可与小陷胸汤，或泻心汤，随证治之"，此处虽不详列舌苔，而应参考对照之。

综观叶氏治案，其对温热病之治疗特点，一以轻灵见长，一以气化为着眼，一以养津为要务。至于对妇人温病之治疗，本《内经》"有故无殒"之旨，反对泥"四物"为胎前护胎之专方，提出"不可认板法，然须步步保护胎元"之论，而"热入血室"之治，据《伤寒论》又加发挥。产后温病，强调防邪热乘虚而入，当安未受邪之地。

《温热篇》为论外感温邪的专篇，其内容以风温、湿温为主，虽篇幅不长，但言简意赅。叶氏所论，实本《内》《难》经旨，深得仲景之真髓。其言温病之传陷，实与《伤寒论》所论相仿，所以叶氏自谓："辨营卫气血，与伤寒同。"治法则因病由不同，而"大异"也。《温热篇》总结了叶氏治外感温热病的经验，倡言"卫气营血"的辨治法则，为其后温热家的创新，奠定了扎实的基础，如吴鞠通的三焦辨治法则，即基于《临证指南医案》治验（另有专文，不再赘言）。

7. 对吴鞠通湿热之研讨

淮阴吴鞠通先生所著《温病条辨》，论湿温之辨治计 19 条，列方 23 首，法宗叶氏而有阐发。笔者温习吴氏之论，并参叶案，共以研讨。

（1）病因病机

①外感时令湿邪：吴氏认为，湿温与时令关系密切。盖长夏、初秋之际，乃湿土司令，每多淫雨连绵、秽浊熏蒸，人于气交之中，感之而为病。其谓："湿温者，长夏初秋，湿中生热，即暑病之偏于湿者也。"意即在此。

②内外合邪：湿温者，湿与温（热）结也。吴氏认为，"内不能运化水谷之湿，外复感时令之湿"，使郁极而"一阴一阳之火俱结"，邪郁上焦清阳，致病湿（热）温。此即内外相引，因而发病。

③中阳不足之传变：湿本阴邪，易损阳气。吴氏从临床实践中观察到湿温可由"募原直走中道""甚至弥布三焦"等"内陷"趋化，并认为与"中阳本虚""或因误伤于药"有关。从而认识到"湿温"之"病虽缓而实重"，诚为心得之谈。

（2）辨证论治

吴氏论治湿温，"上焦篇"5条、"中焦篇"11条、"下焦篇"3条，皆辑录于叶氏《临证指南医案》，并标出方名，兹将辨治法则归列如下。

①上焦：湿阻上焦，肺失肃化，症见"头痛恶寒，身重疼痛，舌白不渴，脉弦细而濡，面色淡黄，胸闷不饥，午后身热，状若阴虚"，立"三仁汤""宣痹汤"等方，取开气分以除湿为治。若邪闭气分，见喉阻咽痛者，立"银翘马勃汤"之辛凉微苦法。湿温不解，"湿中热气，横冲心包络"，而见昏痉肢逆诸变，当"祛秽浊复神明，清包中之热邪"，先紫雪、至宝之属。肺气郁痹，而致"面冷频呃"者，当开上焦之痹。太阴湿蒸为痰而喘促者，亦宜轻宣肺气、利窍逐热为治，吴氏仿"苇茎汤"加滑石、杏仁，或主"宣痹汤"出入。

②中焦：吴氏认为，"湿在上焦，若中阳不虚者，必始终在上焦"。其里虚内陷之变证与温病邪入心包有别，当注重脉、舌的辨析。他在《中焦篇》首列"上焦未清，里虚内陷，神识如蒙，舌滑，脉缓"，宜护里阳、顾真阴，合辛苦通降为法，并视病之深浅、出入而选方。倘上焦传来，仅见"不饥不渴，机窍不灵"者，用微苦微辛开上治之；若三焦受邪（主在中焦），症见"头胀，身痛呕逆，小便不通，神识昏迷，舌白，渴不多饮"者，宜芳香通神利窍为先，继从分消浊湿淡渗为治；见"脘连腹胀，大便不爽"者，以升降中焦为法；倘"脘闷，便溏，

身痛，舌白，脉象模糊"者，急宜宣经脉，利小便，实大便；"舌黄脘闷"，因气机不宣，久而酿热，当以苦辛寒法；若"舌白滑，脉右缓"者，又宜苦辛温法；秽湿致脘闷，脾胃俱伤而便泄，当先治湿而后治脾胃。此五者，皆主升降气机为要，吴氏自注曰："以同为加减正气散法，欲观者知化裁古方之妙。"至于"脉缓身痛，舌淡黄而滑，渴不多饮，或竟不渴，汗出热解，继而复热"者，此水谷之气不运，湿复阻气，郁而成病也，发表、攻里两不可施，且徒清热则湿不祛，祛湿则热更甚，吴氏主"利气化以除湿，通火腑而祛热"，订黄芩滑石汤主之。邪在中焦，见"呃而不渴"，此饮多热少，宜小半夏加茯苓汤以逐饮通阳。"呕甚而痞"者，热与饮搏结中焦，又当主辛宣苦降之半夏泻心汤降逆开结。

③下焦：湿邪困遏下焦，真阳无以输转而见"二便不通者"，宜补肾而燥湿。倘寒湿闭阻，见"肛门坠痛，胃不喜食，舌苔腐白"者，以术附汤劫肠胃之湿。倘"神昏窍阻，少腹硬满，大便不下"者，乃湿郁气结，弥漫三焦也，当用苦辛淡法，调升降而泄浊开结。此皆湿阻气闭，下焦真阳被困，吴氏虽宗法叶氏，而又有发明之处。

（3）用药特点

吴氏尝谓："治上焦如羽，治中焦如衡，治下焦如权。"湿温用药不越此规矩。

①轻开上焦，宣肺透邪：他在辨析湿温与伤寒、温热之异后，提出"忌汗、下和阴柔之剂"，尝谓，"湿温者，非若寒邪之一汗而解，温热之一凉而退"，对"阴柔之剂"尤当慎之，创宣化肺气以透邪，用药轻灵活泼。观"上焦篇"所列七方，或用杏仁、半夏、厚朴利太阴之气运，或用银花、连翘、牛蒡之辛宣以开肺，或用郁金、豆豉、枇杷叶宣畅肺痹，或用杏仁、滑石、芦根利窍透泄，即使"热冲心包"投紫雪、至宝等醒神除浊之剂为主时，亦佐银花、连翘等辛凉透热。

②升降中焦，分消浊湿：邪陷中焦，吴氏竭力使其转出上焦，所立"三香汤"（蒌皮、桔梗、山栀、枳壳、郁金、香豉、降香）化上中之秽浊而开郁，浮邪还出上焦而解。若湿阻气机，当视其证候之变化，采用正气散加减，以升降中焦，芳香化浊治之，或以分消通窍为急务，或从利肺淡渗助气化，或以利小便实大便，或稍佐温开以通阳运脾，或稍佐和中扶脾以助运化（此即五首"加减正气散"方之治则）。中焦者，太阴、阳明也。夫阳明之气以降为顺，太阴之气宜升则健，故凡湿阻气闭，或呕，或痞，以半夏合生姜，取升降相合。秽（或呃）

者，用橘皮、姜汁合竹茹、柿蒂，亦开阖相伍为用。

③湿热之偏，辛苦随变：湿之内陷，因中阳素虚（或误于药伤）。此吴氏"中焦篇"列人参泻心汤，用干姜、枳实之辛通，黄芩、黄连之苦降，人参护阳，白芍顾阴之所以然也。虽云斯证"势不能还表，法用通降，从里治也"，其实阴阳平调，正气来复，邪仍有透转之机括。至于秽浊弥布三焦，吴氏从辛开苦降立法，但又分湿、热之所偏，或以分消合淡渗（如茯苓皮汤），或以苦降合微辛（如黄芩滑石汤）。其意在清气上升、浊湿下行，即叶氏"通阳不在温，而在利小便"之义。

④下焦湿阻，导浊宣清：邪郁而阳气闭阻，或便闭（或肛坠痛），或二便俱闭，吴氏以通阳益肾、宣郁导浊为治。倘见少腹硬满者，用宣清导浊汤（猪苓、茯苓、寒水石、皂荚子、蚕沙），分消宣导之。命火为湿邪困遏之二便俱闭，先以半硫丸（半夏、硫黄）温阳化湿。浊留下焦，肛坠痛，胃不喜食者，有术附汤（茅术、人参、附子、厚朴、炮姜、陈皮），温脾肾以化湿。凡此种种，随证施治之法，说明病及下焦，尚有阴阳之辨。故吴氏明确指出，"治法当宜辨其体质阴阳，斯可知寒热虚实"，则效可显见。

（4）叶案印证

①三仁汤之来源

冯，舌白头胀，身痛肢疼，胸闷不食，尿阻，当开气分除湿。

飞滑石、杏仁、白蔻仁、大竹叶、炒半夏、白通草（《临证指南医案·湿门》）。

【按】叶氏认为湿阻上焦莫如治肺，"以肺主一身之气化"，吴氏宗之，加朴、薏而成"三仁汤"。

②加减正气散的变化

某，秽湿之邪吸受，由募原分布三焦，升降失司，脘腹胀闷，大便不爽，当用正气散法。

藿香梗、厚朴、杏仁、陈皮、茯苓皮、神曲、麦芽、茵陈。

某，脘闷，便溏，身痛，脉象模糊，此属湿蕴三焦。

藿香梗、广皮、厚朴、茯苓皮、大豆黄卷、木防己、川通草、苡仁。

汪，舌黄脘闷，秽湿内著，气机不宣，如久酿蒸，必化热气，即有身热之累。

藿香、杏仁、广皮、茯苓皮、滑石、厚朴。

张，脉右缓，湿著阻气。

藿香梗、广皮、草果、楂肉、神曲、厚朴。

某，不耐烦劳是本虚，脘闷便泄属湿邪，先治湿，后治本。

藿香梗、广皮、茯苓、大腹皮、厚朴、谷芽（《临证指南医案·湿门》）。

【按】此五则治验，即《温病条辨·中焦篇》第58～62条所列正气散五加减方，皆以升降中焦为定法。

③茯苓皮汤和三香汤由来

某，吸受秽邪，募原先病，呕逆，邪气分布，营卫皆受，遂热蒸头胀，身痛经旬，神识昏迷，小水不通，上、中、下三焦交病，舌白，渴不多饮。是气分窒塞，当以芳香通神、淡渗宣窍，俾秽湿浊气由此可以分消。

苡仁、茯苓皮、猪苓、大腹皮、通草、淡竹叶、牛黄丸（《临证指南医案·湿门》）。

【按】此即《温病条辨·中焦篇》56条之依据。吴氏谓，"此证表里、经络、脏腑、三焦，俱为湿热所困，最虑内闭外脱。故急以牛黄丸宣窍清热而护神明，但牛黄丸不能利湿分消，故继以茯苓皮汤"治之。

李。时令湿热之气，由募原以走中道，遂致清肃不行，不饥不食。但温乃化热之渐，致机窍不为灵动，与形质滞浊有别，此清热开郁，必佐芳香以逐秽为法。

瓜蒌皮、桔梗、黑山栀、香豉、枳壳、降香末、郁金（《临证指南医案·湿门》）。

【按】吴氏析此证"由上焦而来，其机尚浅，故用蒌皮、桔梗、枳壳微苦微辛开上，山栀轻浮微苦清热，香豉、郁金、降香化中上之秽浊而开郁"。

湿温为湿与温合之病，故其治法与伤寒、温热均有不同，应详析现证，分清虚实，区别湿、热之偏，随证治之。

吴氏认为，湿温病有下血、谵妄、痉厥、神蒙等变证，可借脉、舌而鉴别温热之"逆传心包"。初起之治慎汗、下及柔润阴药，即热重亦勿浪投苦泄，这是湿温的治疗特点之一。

基于湿为阴邪，氤氲黏滞，故吴氏辨治本病，师承叶氏而加发明，分列上、中、下三焦辨证。治法始终以利气化为要着，在上焦以开肺气除湿为主，中焦用分消通阳为宜，下焦用温阳宣导为法，这又是治本病之着眼点。

笔者将《温病条辨》与《临证指南医案》结合对照，其间论、方悉有互通之处，故录叶氏验案数则以示一斑，并从中体会吴氏研究叶案之精深。

8. 对薛生白湿热论的研究

湿热者，湿与热（温）合之病（证），薛生白先生从临床体察到它既异于"伤寒"（狭义），又与"温病"不同，乃汇其先辈之论，参合经验之所得，著《湿热论》（或称《湿热条辨》）专篇，"或阐发前人，或掳己意"，成为温病学说的典籍之一。爰就笔者重读此篇之管见，浅介如下。

（1）病因病机的发明

①认识病因的特异，辨明邪侵之途径

《内经》谓"热病者，皆伤寒之类也"，《难经》则将"伤寒"分之为五（伤寒、中风、湿温、热病、风温），仲景著专论而创"六经证治"规范……标志了中医学对热性病的论治发展过程与其他学科一样，逐步趋向完善。薛氏身处大江以南之吴郡（即今江苏苏州），从长期实践中发现湿热既不同于"伤寒"，亦有异于"温病"。尝谓，"温病乃太阳、少阴同病，湿热乃阳明、太阴同病"；"风寒必自表入，故属太阳，湿热不尽从表入，故不必由太阳"，并提出"湿热之邪，从表伤者，十之一二；由口鼻入者，十之八九"。邪从口鼻而入，则阳明为必由之路，而太阴为湿土之脏，内伤湿饮停聚，再合客邪之引，则病"湿热"，而湿热之邪"由上受，直趋中道"，膜原者，"外通肌肉，内近胃腑，即三焦之门户"，故"病亦多归膜原"。这与伤寒之由寒化热，由三阳渐及三阴不同；亦与温病之"首先犯肺"，以及"卫、气、营、血"之传递不同。在当时历史条件下，薛氏之见，诚为可贵。

②研究虚实与标本，分析兼经和夹邪

《内经》谓："邪之所凑，其气必虚。"并谓："邪气盛则实，精气夺则虚。"简言邪正与虚实的辨证关系。薛氏体察到湿热证"皆先有内伤，再感客邪"，所谓"劳倦伤脾为不足，湿饮停聚为有余"，此内伤是本，外感是标，并明确指出"太阴内伤，湿饮停聚，客邪再至，内外相引，故病湿热"，且客观地认为"中气实者，其病必微"。临床之际又多演变，六淫可相兼夹。薛氏观察到湿热之在表者，多兼少阳三焦，在里者每兼厥阴风木，更有夹风、夹暑之别，其中变化，尚有蒙上、流下、伏中及遏募原、窜经络等，系经验所得。

③分明痉厥之机理，区别伤寒与霍乱

《湿热论》谈"痉""厥"者计有6条，可见薛氏对"湿热证"研究之细，并可见痉、厥在湿热证中之重要，均为心得之谈。薛氏认识"湿热之痉自内发，波及太阳"，与伤寒外来之痉和传厥阴之厥有所不同，从而指出湿热之邪"外窜经脉则成痉，内并膻中则为厥，内外充斥痉厥并见"。其还提出暑月痉证之痉，与"霍乱"之异同，其谓："痉之挛急者，乃湿热生风，霍乱之转筋，乃风来胜湿……湿多热少，则风入上中而霍乱，热多湿少，则风乘三焦而痉厥。"二者同出一源，并谓"痉则风火闭郁，郁则邪势愈甚，不免逼乱神明，故多厥，霍乱则风火外泄，泄则邪势外解，不致循经内走，故少厥，此痉与霍乱之分别也"。析理精而治法亦切。

（2）辨证论治的归纳

《湿热论》首条列"始恶寒，后但热不寒，汗出胸痞，舌白或黄，口渴不引饮"，并辨曰："阳为湿遏而恶寒，终非寒伤于表之恶寒；后但热不寒则郁而成热，反恶热矣；热甚阳明则汗出，湿蔽清阳则胸痞；湿邪火盛则舌白，湿热交蒸则苔黄；热则液不升而口渴，湿则饮内留而不引饮。"兹归纳其辨治法则如下。

①邪在肌表经络治法：湿遏卫阳夹风邪，症见"恶寒无汗，身重头痛"者，宜辛宣兼祛风，药以藿香、香薷、苍术、羌活、薄荷、牛蒡等（头不痛去羌活）。困于肌肉而有汗出，兼关节疼痛，不可汗解，只宜分消，当以滑石、苓皮、通草渗泄于下，豆卷、苍术皮、藿香、荷叶、桔梗宣透于上。湿热侵入经络脉隧者，或"口噤"（入阳明），或"拘急"（窜太阴），宜疏通络脉，选地龙、秦艽、威灵仙、滑石、丝瓜藤、海风藤、苍耳子、川黄连等。倘湿滞阳明，津液不上承而"舌遍体白，口渴"者，宜辛开通上，如半夏、厚朴、草果、菖蒲等。湿渐化热，余湿犹滞者，舌尖红而根仍白，仍当以蔻仁、半夏、菖蒲等辛泄，佐六一散、连翘、绿豆等清热。若邪伏膜理而"胸痞发热，肌肉微痛，始终无汗"者，宜用鸡苏散以取微汗。邪阻募原营卫气争，见"寒热如疟"者，宜柴胡、厚朴、槟榔、草果、藿香、苍术、半夏、菖蒲、六一散等，仿达原饮例。

②借助三焦灵活辨治：薛氏谓："湿热之邪，不自表而入，故无表里可分，而

未尝无三焦可辨。"其邪蒙上焦，见"脘中微闷，知饥不食者"，用藿香、薄荷、稻叶、荷叶、枇杷叶、佩兰、芦尖、冬瓜仁等，轻清宣上；"初起壮热口渴，脘闷懊侬，眼欲迷闭，时时谵语"者，宜用豆豉、山栀、枳壳、桔梗等（无汗加葛根），涌泄开上为治。邪伏中焦，"初起发热汗出，胸痞口渴，舌白"者，选山楂、厚朴、豆蔻、枳实、藿香、半夏、佩兰、郁金、菖蒲、六一散等，开中焦气分。若阳闭中、上二焦，而"胸闷不知人，瞀乱大叫痛"者，重用温开，宜草果、槟榔、菖蒲、六一散、瓜蒌，或加地浆水、皂角末。若其人中气亏损，开降悖逆，"忽吐下一时并至者"，轻则用谷芽、莲心、扁豆、米仁、半夏、甘草、茯苓，甚则理中汤，主在和中焦之气机。邪在下焦，见"自利溺赤，口渴"者，宜滑石、猪苓、泽泻、萆薢、通草辈以分利之。

③主要变局施治法则：薛氏谓，"中气实则病在阳明，中气虚则病入太阴……阳明、太阴湿热内郁，郁甚则少火皆成壮火，而表里上下，充斥肆逆，故最易耳聋、干呕、发痉、发厥"，其施治方法具体如下。

痉、厥的治法：湿热证，"发痉，神昏笑妄，脉洪数有力，开泄不效"者，此阳明实热结于胸膈，可投凉膈散；若"大便数日不通"，热结于下，宜仿承气汤；"壮热口渴，舌黄或焦红，发痉，神昏谵语"，邪灼心包，营血被耗矣，当用犀角（水牛角代）、羚羊角、连翘、生地、玄参、花露、钩藤、菖蒲、至宝丹等，清泄邪热，平肝救阴；若热盛充斥三焦而见"壮热烦渴，舌焦红或缩，斑疹胸痞，自利，神昏痉厥"，宜大剂救阴清热解毒，可选犀角（水牛角代）、羚羊角、紫草、金汁、方诸水（俗以蚌水代）、玄参、生地等；倘"汗出热不除，或痉，忽头痛不止者"，营伤而风火上逆，宜元参、生地、女贞、钩藤、蔓荆子、羚羊角等味，养阴息风为治。另有胃津劫而热邪内扰，见"口渴，苔黄起刺，脉弦缓，囊缩舌硬，谵语，昏不知人，两手搐搦"者，亦属痉厥，以生地、芦根、生首乌、鲜稻根等润下之品；若"脉有力，大便不解"，可酌加大黄；至于下体外受客寒，"发痉神昏，独足冷阴缩"，薛氏拟用吴茱萸、苍术、桂枝、当归、川朴等辛温之品煎汤熏洗。

呕症异治：薛氏论呕者3条。其症四五日而"口大渴，胸闷欲绝，干呕不止，脉细数，舌光如镜"，为胃津劫而木乘土，宜以西瓜白汁、金汁、鲜生地汁、蔗汁养胃阴，郁金、乌药、木香、香附散郁火；倘素有痰饮，湿热内留，见呕吐清水（或痰多黏腻）者，又当以温胆汤加瓜蒌、碧玉散等涤饮降逆；若胃热移肺而"呕吐不止，昼夜不痊"，可以川连、苏叶二味，轻清上焦湿热。

下痢和血证：薛氏认为，"同一下痢，症有厥、少之分，则药有寒凉之异"，对"左关弦数，腹时痛，时圊血，肛门热痛"之痢，宜仿白头翁汤法（取苦寒），而"尺脉数，下痢，或咽痛，口渴心烦"者，又宜猪肤汤凉润法。另有"病初起，但恶寒，面黄，口不渴，神倦，四肢懒，脉沉弱，腹痛下痢"，宜以缩脾、大顺、来复、冷香等古方温运太阴为治。毒邪深而见"上下失血，或汗血"，此势极危，薛氏认为"毒从血出，生机在是"，主张大剂犀角地黄汤加连翘、银花、紫草、茜根等凉血解毒以泄邪，俾邪祛而血止。倘湿热证而"经水适来，壮热口渴，谵语神昏，胸腹痛，或舌无苔，脉滑数"，此热入血室，必用重剂凉血解毒乃可奏功。

④主客交及伤阳：其人素体阳虚，或宿有瘀伤……更催湿热证，则有"主客浑交"诸变。湿热证而"身冷脉细，汗泄胸痞，口渴舌白"，此伤阳之证，先以人参、附子、益智、茯苓、白术等扶阳逐湿；倘"四五日，忽大汗出，手足冷，脉细如丝或绝，口渴茎痛，而起坐自如，神清语亮"，乃汗多暂亡卫阳故，可用五苓去白术，加滑石、川连、生地、苓皮，扶正祛邪两不相碍；若七八日，口不渴，声不出，与饮食亦不却，默默不语，神识昏迷，进辛香凉泄、芳香逐秽俱不效，此属络脉凝瘀，主客浑交，仿三甲散，用地鳖虫、穿山甲、桃仁等破滞通瘀为治；如因邪滞肺络，咳嗽，昼夜不宁，甚至喘不得眠，宜葶苈、枇杷叶、六一散等，泻肺通络为当。

⑤余邪留滞之善后：倘其入经，"开泄下夺，恶候皆平，独神思不清，倦语不思食，溺数，唇齿干"，为气虚，宜人参、麦冬、石斛、鲜莲子等清补元气；若"惟目瞑则惊悸梦惕"，乃余邪留胆，用郁李仁、枣仁、胆皮等，清胆安神可矣；如"大势已退，惟口渴汗出，骨节疼"，系余邪留滞经络，用粳米汤泡於术一宿（去术）煎饮，取气不取味，走阳不走阴，乃仿仲景麻沸汤法。

（3）立法遣药之特点

《湿热论》列载成方仅16首，计用药物90余味，但立法精当，用药惬意。对其常用药物可归列为五类。

①辛通芳开：用辛通经隧、芳香开闭之功以泄邪者，有藿香、香薷、苍术、

羌活、菖蒲、豆卷、蔻仁、佩兰、川朴、木香、郁金、香附、草果、薄荷、乌药、荷叶等。薛氏还取"风以胜湿"之理，用秦艽、威灵仙、苍耳子、丝瓜络、海风藤、木瓜、葛根、苏叶等以除湿。

②淡渗利窍：凡热由湿生或湿热互结，淡渗除湿可除生热之由（或使热孤），常用滑石、通草、苓皮、米仁、泽泻、冬瓜仁、芦根。薛氏清源澄流，用桔梗、牛蒡、杏仁、瓜蒌、葶苈、枇杷叶等宣降肺气而利水道。

③清热利腑：薛氏或用川连、栀子、银花、连翘等苦泄以清热；或选大黄、玄明粉、枳实、槟榔、金汁等利腑而彻热；或选郁李仁、生首乌、桃仁、女贞辈养阴凉润之。

④凉血清热：热毒盛而深入营血，当凉血清热，犀角（水牛角代）、生地、丹皮、紫草、赤芍、白头翁、茜根随选；热灼伤阴者，石斛、麦冬、西瓜白汁、蔗汁、玄参、地浆水、方诸水等能养胃液以清热；瘀滞而邪热相合，宜地鳖虫、天虫、鳖甲、甲片、皂角等行滞清热；风火上干者，以柴胡清肝，羚羊、钩藤、蔓荆子平肝息风。

⑤和脾益胃：邪祛正伤，或以人参、黄芪、白术、橘皮、半夏等养脾胃之气，或选扁豆、莲肉、谷芽等益脾胃之阴，或以温胆加枣仁和胃清胆，悉属善后调治之剂。

笔者体会《湿热论》立法遣药，师古勿泥，圆机权变。薛氏在"湿热之病，阳明必兼太阴"之理论指导下，着眼于湿，关键在热，注意邪正关系，平调阴阳偏颇，其对"主客交"之治法，参活血通络以祛邪热，仿"三甲散"意。诚如茅雨人《感证集腋·四家评》所谓薛氏之论"补又可之未逮"。

9. 王香岩学术经验简述

吾师王香岩先生名普耀，浙江镇海人，在杭州业医数十年，善治温病，对杂病也有研究，曾著《医学体用》一卷。其医案大部分已散失，在 1922～1926 年间曾零星发表于《中医杂志》的"桂馨庐医案"中。对温病学方面，先生除继承叶、薛、吴、王的理论经验外，对《广温热论》《伤寒指掌》等也有心得。现将王师的学术思想和临床经验简述如下：

（1）学术思想

①学习中医的方法：从源及流，由博返约

从源及流：先生初学中医，先从无方之书开始，如《内经》《难经》《巢氏病源》，进而选择名著逐句玩味。由于中医书籍浩如烟海，难以尽读，先生选薛生白撰《医经原旨》、徐大椿撰《难经经释》、张隐庵撰《伤寒论集注》、尤怡撰《金匮要略心典》、王孟英撰《温热经纬》、雷丰著《时病论》、林珮琴著《类证治裁》、程钟龄著《医学心悟》等，不仅细读深思，而且在运用上融会贯通。

由博返约：即在广泛浏览历代名著的基础上进一步吸取各家之长，虽一法一方一药也要学习。如王孟英的清暑益气汤，顾松园的保阴煎，石芾南《医原》的湿气论、燥气论，缪仲淳的治吐血三要诀，朱丹溪的阳有余阴不足论，张景岳的阳非有余阴亦不足论。先生不断地丰富理论，进一步正确地指导临床。

②临床辨证选药不拘执成方

先生认为中医在《内经》《伤寒论》的基础上，经过历代明贤不断努力，至明清已发展得丰富多彩。由于时代的变迁、气运的不同、地理环境的各异，所以钻研古书应学其理论与法则，不必拘泥其方药。如《金匮》云："夫失精家，少腹弦急，阴头寒，目眩发落，脉极虚芤迟……桂枝加龙骨牡蛎汤主之。"先生认为遗精延久，精窍不固，阴虚及阳，所以阴头寒、精冷、舌淡、脉象两尺细沉者，诚宜温肾固精。但梦遗初起，君相火炽，虽可借用黄连阿胶汤，究不及后世方法完备。举此一例，可见抱残守缺，是难以根治许多疑难杂证的。

先生在临床实践中创立了不少新方。如湿温初起一般多投苦辛宣气、辛温燥湿、淡渗利水之品，如《温病条辨》中的三仁汤等。先生治此病除芳香淡渗外，常用栀子、芦根、青蒿、薄荷、豆豉等清热微汗之品（微汗不仅散热，又可祛湿），使热从外散，湿从下行，湿热分解其病易愈。余用此方也每能获效。

③用药特点

先生治慢性病用"轻药缓调"之法，并常以丸药收功，即古人"丸者，缓也"之意。治疗急性病，用药轻灵，少投大剂；但危重之症也日给药二三剂，连续进服。他还常说："新病祛邪务尽，以防酿成慢性病；但病去身和勿多服药。凡药皆有偏性，偏性必伤正气，宜中病即止。"

（2）对温病的经验

①春温热入心营的辨证处方

先生认为春温致病的原因，是由于冬伤于寒及冬不藏精，缘肾阴亏虚，又逢春时木火司令，春风过暖，感其气而发生的。所以春温之证系风邪随寒热之气变化为病。风邪伤人自口鼻而入，从肺达卫。因邪气犯肺，故出现身热咳嗽，头痛胸闷，筋骨疼痛，口渴懊㤂。又因营气涌心，邪由肺卫陷入心营，化火酿痰，逼乱神明。心为空灵之窍，心经受热则痰热内闭，遂致神昏谵语、烦躁不寐、红疹现于肌腠，其脉左寸关洪数，右三部滑数，舌深红。脉证相参，确属热入心营之候，防有内阴外脱之虞！拟清营泄卫，透达邪热，佐以涤痰，使红疹宣达，热退神清。处方：犀角屑（水牛角代）、丹皮、川郁金、羚羊角片、炒牛蒡、川贝、天竺黄、带心连翘、银花露、青蒿子、石菖蒲根、万氏牛黄清心丸。此清营达热法为治春温邪入心营之要剂。

②湿温初起与化热的辨证处方

湿温致病的原因是由于长夏暑湿司合，脾湿素盛之人，容易感受湿热熏蒸酝酿而成。病在太阴阳明者居多。初起出现微寒发热，头痛胸闷，便泄尿赤，或渴或否，脉濡或数，或滑数，舌苔薄白微黄兼腻，宜用连翘、薄荷、山栀、郁金辛凉清热，藿香、厚朴、陈皮、豆蔻芳香泄湿，滑石、通草、茯苓淡渗利湿。此即启上闸开支河，治湿热在卫分与气分之法也。

继则湿郁化热，热甚伤津，出现身热口渴，胸闷呕恶，骨节夜痛，苔黄而腻，脉滑而数。或痧疹郁而不达，或发而不透。宜用连翘、象贝、牛蒡清解肺热，竹茹、杏仁、青蒿、郁金化痰清火宣郁，豆卷、山栀解湿热之郁结，芦根、薄荷轻清透疹。

湿温兼外感风邪，是缠绵难愈之证。盖湿为阴邪，热为阳邪，热蕴湿中，风湿相恋，辛温则助其燥热，苦寒则助其风湿，最难用药，必须表里兼顾才能化湿清热疏风。《湿温时疫治疗法》云："疏中解表使风邪从皮腠而排泄，芳香淡渗使湿邪从内肾膀胱而排泄，'汗''利'兼行自然湿开热透，表里双解矣。"

先生启上闸（肺）开支河（膀胱）之法，其义大致相同，为治湿温初起有外感风邪之良法。《湿温时疫治疗法》主张用藿朴夏苓汤（藿香、厚朴、半夏、杏仁、蔻仁、薏苡仁、带皮茯苓、猪苓、泽泻、通草）。方后加减法：兼风寒者前法酌加苏梗、桔梗、豆豉、葱白、生姜之类；兼暑者前法去蔻仁、半夏、厚朴，加青蒿、荷叶、连翘、山栀、滑石，是按病拟方，随证用药。其法则与先生之法相近。

湿温初起，最要辨清湿重或热重。湿重者常见头目昏重，身重不能侧，口不渴，舌苔白腻或白滑而厚，脉象沉弱而濡。治法宜苦温淡渗以除湿，如藿朴夏苓汤、三仁汤及先生之法去栀子。热重者常见心烦口渴，渴不多饮，耳聋口苦，舌苔黄腻，脉象数滞不调。治法宜辛凉芳淡以泄热，如枳桔栀豉汤（枳壳、栀子、薄荷、桔梗、豆豉、连翘、黄芩、甘草、茵陈、贯众、竹叶）或先生之法去蔻仁、藿香、厚朴。总之，湿温在湿未化热之前，忌苦寒阴凝、辛温发汗。娄杰云："湿温病发表则神昏，攻下则洞泄，滋阴则湿愈重，只能以辛开淡渗，徐徐治疗，勿求急功。"寥寥数语，诚为湿温病的治法规律。

③中暑热入心包的辨证处方

夏令酷热之时，内热素盛者，每易中暑热，心受其病。盖暑为阳邪，心为火脏故也。初起身热口渴，烦躁，头重身痛。继则热邪消耗阴津，酿痰化火，不从外解，于是痰火内扰，阴液耗竭，出现壮热如灼，口渴反不知饮，神识不清，汗出热不退，唇干舌焦，引动肝风；又出现筋络抽搐，喉间痰鸣，脉象左寸关浮数而洪，右脉滑数兼弦，舌绛或焦燥卷缩难伸。脉证参合，是热邪内扰厥逆之变，宜清暑救阴、息风宣窍。处方：犀角尖（水牛角代）、鲜生地、粉丹皮（清营泄热）、生石膏、肥知母（泻火除烦）、玄参、鲜石斛（育阴制阳）、荷花露、银花露、青蒿子（清暑解毒）、带心连翘、川郁金、菖蒲、竹沥、紫雪丹（豁痰宣窍）。

先生认为暑即热也。本节所述中暑和《金匮》中暍相同。其热传心包，痰火内扰（如神昏烦躁），阴津因热盛而枯（如唇干舌焦），内动肝风（如筋络抽搐）痉厥并见，势极危重，但非少阴厥阴之热邪久羁，阴津被劫，邪少虚多，脉现虚大或细促之症。故先生用犀角地黄汤合白虎汤凉血清气，郁金、连翘、竹沥、菖蒲、紫雪丹宣窍涤痰，玄参、石斛育阴生津，方义重在祛邪。凡热邪内陷心包，有神昏抽搐之症者，加减用之，每奏捷效。

④秋燥伤肺的辨证处方

秋分以后天气渐凉，阳明燥金主气。若先有暑气内蕴，复感秋燥风邪，肺先受病，清肃失司。始起头痛鼻塞，微寒微热，肤燥肌疼。继则身热如灼，汗出热不退，口渴神烦，咳嗽胸胁牵痛，咯痰不爽，干呕头晕，便坚尿赤。因热伤气液，燥从火化，肺津胃液皆被燥邪所耗，遂见上述诸症。脉象右寸关浮数而涩，浮为风，数为热，涩为津损。舌苔燥白微黄。以脉参症，属实中致虚之候。治宜甘寒宣解，佐以存津养气，忌香燥耗液之品。处方：北沙参、石斛（养气液）、淡竹叶、冰糖水炒石膏、肥知母（清燥热）、桑叶（宣肺气、祛寒热）、枇杷叶（清肺气而止呕）、川贝、杏仁（润肺化痰以止咳）、青蒿子、粉丹皮（除内伏之暑热）、通草（利小便以泄热）、甜水梨汁（润燥救肺）。

《温病条辨》治秋燥伤肺气，用桑杏汤；伤肺胃阴液或热或咳者，用沙参麦冬汤；诸气郁之属于肺燥者，用清燥救肺汤。先生之方是在吴氏治燥三方的基础上，结合自己的临床实践化裁而成，颇有疗效。

⑤冬温风燥咳嗽的辨证处方

霜降以后，天气晴暖温燥，当寒不寒，人在气交之中，感受温燥风邪而成冬温。邪自口鼻而入，先伤手太阴肺经。风燥外搏，肺胃内应，则清肃不行，津液酿痰，痰阻气机，肺气不宣。初起微寒身热，咳嗽气逆，咳痰不爽，胸胁闷痛，头痛鼻塞声重，口渴欲饮，神烦少寐。燥则津液被劫，唇干口燥，胃呆便秘。总由肺津胃液被燥气所耗，所以出现上述诸症。脉象浮数而滑，右大于左，舌苔薄白，舌尖红燥。治宜轻清宣肺，涤热存津为主，忌辛温发表、香燥耗液之品。处方：桑叶、薄荷（表散风邪）、银花、连翘、竹茹（除上焦客热）、浙贝、秦皮（清燥热而化痰）、牛蒡子、杏仁（宣肺气而润燥止咳）、石斛（清热养津）、枇杷叶（降火消痰）。

何廉臣云："前哲皆谓冬月多正伤寒，以予历验亦不尽然，最多冬温兼寒即客寒包火，首先犯肺之证。轻则桑菊饮或桑杏清肺汤加葱白、豆豉，重则麻杏石甘汤。"桑杏清肺汤用桑叶、瓜蒌皮、炙枇杷叶、杏仁、川贝、炒牛蒡、马兜铃治温邪犯肺，无燥气夹杂，故不用凉消之品；因有客寒故合葱豉汤。其他各品大致和上述先生的方药相同。由此可见温病学派的辨证选药，颇多共同之处。

（3）病案举例

一诊：黄孩，暑风夹湿，痰热内阻，始起恶寒，继则身热，脉滑数，治拟清解。

组成：冬桑叶 7.5g，象贝 10g，青蒿子 7.5g，天竺黄 5g，连翘 7.5g，白杏仁 10g，薄荷 1.8g，天水散 15g，炒牛蒡 7.5g，橘红 5g，黑山栀 7.5g，川郁金 7.5g，青荷梗尺许。

二诊：暑风夹湿，互扰阳明，身热神烦口渴，脉象滑数，治拟清解。

组成：羚羊角 5g，象贝 10g，天竺黄 5g，益元散 15g，连翘 10g，鲜石斛 15g，青蒿子 7.5g，银花 7.5g，冬桑叶 7.5g，桔梗 5g，粉丹皮 7.5g，薄荷 1.8g，青荷梗尺许。

三诊：暑温内陷，慎防厥脱，勉拟一方。鲜石菖蒲根 5g（捣汁冲服），淡竹沥 7.5g，《局方》紫雪丹 1.2g，犀角 1.5g（水牛角代，磨汁调服）。以上四味隔汤炖热，温服。

四诊：暑温热经旬日，始起恶寒身热，伏邪由里达外。继则燥渴烦躁，大便溏泄。甚则激动肝风，筋脉动惕，舌卷唇焦，有燎原莫遏之势，脉来促数。症已内陷动风，慎防厥脱。勉拟救阴清热，息风涤痰，以冀获效。

组成：西洋参 7.5g，川贝 5g，犀角（水牛角代）1.5g，橘络 5g，麦冬 7.5g，淡竹沥 50g，鲜石斛 15g，粉丹皮 7.5g，连翘 10g，银花露 50g，石斛 5g，珠黄散 0.6g，真滁菊 5g，益元散 15g，川郁金 7.5g。

五诊：内陷之邪已渐清解，而热病伤阴，阴液被夺；肝阳鸱张，神烦躁扰，耳聋目蒙不清，大便溏泄。脉象濡滑，左弦。治拟扶元之中，默寓化邪之意。

组成：西洋参 7.5g，川贝 10g，白扁豆花 10g，麦冬 10g，真滁菊 5g，濂珠粉 0.6g，霍山石斛 5g，鲜石斛 10g，橘络 5g，白茯神 15g，左牡蛎 20g，杭白芍 7.5g，冬桑叶 7.5g，鲜竹茹 7.5g。

六诊：热病伤阴，阴液被夺，肺津与胃液不充。肝阳上扰，神烦口干，舌绛遗尿，脉象弦韧而数。治拟清热存阴。

组成：西洋参 5g，川贝 10g，天竺黄 5g，麦冬 7.5g，杏仁 10g，濂珠粉 0.6g，金石斛 15g，橘络 5g，粉丹皮 7.5g，真滁菊 5g，冬桑叶 7.5g，忍冬藤 15g，益元散 15g。

七诊：热病阴液被夺，神沉默默欲寐，大便溏泄，口干舌燥，舌绛，脉象虚弦而濡。治拟清养阴液。

组成：西洋参 5g，粉丹皮 7.5g，川芎 15g，麦冬 7.5g，牡蛎 20g，白茯神 15g，生地 20g，金石斛 15g，橘络 5g，炙甘草 1.8g，真滁菊 5g，炙鳖甲 15g，白荷花露 50g。

八诊：热病后气液内虚，肾阴受损，阳浮不潜。身有微热，大便溏泄，瘰疬作痛，脉象虚数。治拟清养气液为主。

组成：北沙参 15g，粉丹皮 7.5g，金石斛 15g，麦冬 7.5g，川贝 10g，杭白芍 7.5g，原生地 20g，杏仁 10g，炙甘草 1.8g，白茯神 15g，橘白 5g，稽豆衣 15g。

此病是暑温重证，前人名为热证伤寒。俞根初《通俗伤寒论》云："伏热将发，新寒外束，发在夏至以前者为瘅热，多由暴寒而发。在夏至以后者为热病，多由伤暑而发。"他把这病分为"热病兼寒"和"热病兼暑"二类。初起虽有兼寒兼暑之异，至热极伤阴多有耳聋目昏、颧赤唇焦、口干舌烂之症，至热极动风多有手足抽搐、口噤齿骱、尿赤便结之症，脉多左盛而躁，右洪而滑，舌常鲜红少苔或紫红起刺。盖伏热从里至外，肝肾先亏，表邪一解，大热如焚，最易灼燃津液，所以病至后期多现少阴、厥阴虚象。治法首宜照顾阴液，或养阴清热，或气阴并补。古人谓"阴复则生，阴竭则死"，即指此病而言。

此病先生在第四诊案语中明确指出"暑温热经旬日"及"伏邪由里达外"，正和上引俞氏"热病兼暑"之症相同。五诊以后，病孩出现耳聋目蒙、口干舌绛、遗尿、神沉欲寐诸症，可知热邪已微，真阴大亏，和《温病条辨·下焦篇十七条》"邪少虚多"相似，故先生立方以养阴扶元为主，如沙参、西洋参、麦冬、生地、白芍、霍石斛、牡蛎、茯神、鳖甲等品，自四诊以后每方都有，使阴液渐复，则病可由危转安。又此病肝肾既亏，脾气也弱（第五诊案语有大便溏泄），只可清养不应大补，如《温病条辨》的大小定风珠、《通俗伤寒论》的坎炁潜龙汤皆不太适合。第八诊虽有微热便溏，但病已基本好转，不难调理而愈。上述先生的学术思想和临床经验限于作者水平，未能详细阐述，倘蒙读者指出，甚欣感！

10. 对肝硬化中医治疗的独到见解

（1）攻下逐水慎勿轻施

肝硬化腹水形成后，如患者气急不能平卧，得食胀甚，大小便少而难下，苔腻，脉弦数有力，即正气尚未大虚，邪气正盛之时，诚可用攻下法。如《常见病中医临床手册》在上述病情下，主张攻下逐水，用甘遂、商陆、大腹皮子、大黄、黑丑、沉香、郁李仁等，但在方后说："用攻下法须注意体质，密切观察病情变化，适可而止。如反应重，呕吐腹泻甚，则停药。"可见峻药猛攻，在邪实正未虚时偶用之，非常法也，但本文作者认为邪实正虚时亦宜用之，此笔者所未敢赞同者。浙江新昌老中医俞岳真大夫说："先辈朱丹溪根据《内经》'土郁夺之'之旨，定小温中丸一方，对湿热壅滞引起的单腹胀，用之立效。此丸用二陈汤加白术以祛湿；苦参、黄连以清湿热；香附、神曲理气化滞。妙在用针砂之重坠入下焦，抑制其肝……吾每用此方存活多人，因释此丸之义如上，此丸中和王道，无舟车、神佑等丸峻烈之弊。"（见俞氏所著《叶方发微》后附俞氏治验）俞氏所言，出自临床经验。湿热型鼓胀，小温中丸确是妙方。每位临床医家皆有此体会。

66 年前，我院（中国中医研究院广安门医院）曾和北京协和医院协作，临床研究门脉性肝硬化的治疗规律，我院组成治疗小组，笔者任副组长。笔者深切体会用峻下法治疗肝硬化腹水，效果极差，并有虽用峻下仍不泻者。因此鼓胀之病，朱丹溪《格致余论》所言最为恳切。他说："医不察病起于虚，急于取效，病者苦于胀急，喜行利药，以求一时之快，不知宽得一日半日，其肿愈甚，病邪甚矣，真气伤矣！"丹溪对此病主张"制肝和脾"。笔者由丹溪所言，想起《医学衷中参西录》鸡胵汤最为合拍。方用：生鸡金 45g，於术 35g，生杭芍 45g，柴胡 25g，陈皮 25g，生姜 35g。本方肝脾兼顾，消补并行，用治气郁成胀，可以久服取效。

笔者认为肝硬化腹水当分型辨治。属于湿热壅滞者以小温中丸为主方，属于寒湿困脾者以实脾饮为主方，属于肝脾血瘀者可投消瘀汤（生牡蛎、炙鳖甲、鸡内金、炒三棱、炒莪术、醋青皮、赤芍、炒枳壳、柴胡、高丽参、茯苓），属于脾肾阳虚者以济生肾气丸为主方。

（2）以鸡内金消磨癥结诚为良法

次谈鸡内金，《本草备要》谓："甘平性涩，能消水谷，治遗尿、尿血、崩、带、肠风。"周凤梧《药物学》云其能"健胃消食，固涩缩尿"，又能"消结石，用于胆肾及膀胱结石"。今作者用本品消肝硬化，确有创新精神，值得同道学习。

11. 对李斯炽教授治疗中风经验见解

李老斯炽为成都名医，理论明澈，经验宏富，为病家所信赖，同道所钦佩。其哲嗣克淦同志将先人治疗中风的经验笔述成篇。不佞与李老生前常有书翰往还，素所景仰。今读其遗文，犹如面聆教益。爰不揣谫陋，写成研讨，祈读者指出！

（1）中风病机的研讨

中风为老年的常见病、多发病，相当于现代医学的脑溢血、脑血栓形成、脑栓塞、蛛网膜下腔出血、脑血管痉挛等。《内经》中提到此病，如《素问·生气通天论》说："阳气者，大怒则形气绝而血菀于上，使人薄厥。"又《素问·调经论》说："血之与气，并走于上，则为大厥。厥则暴死，气复返则生，不返则死。"合观以上两条，可见中风系由气血上冲于脑所致。造成气血上冲的病理机制，虽历代名医各有论述，直至清代叶天士才觉中肯。叶氏认为，"精血衰耗，水不涵木"，"肝阳偏亢，内风时起"。就是说中风的内在因素常由阴虚阳亢，气血上冲，蒙蔽清窍，横窜经隧所致。李老说："本病之病机多为正虚邪实，正虚是本，邪实是标。正虚者以阴血阳气亏虚为主，邪实者以痰瘀肝风为多；阴虚者多兼痰热肝风，阳虚者多兼湿痰瘀血。临床上以阴虚为多见。"此段所言把中风的标本虚实说得言简意赅，殊为可贵！李老又说："（此病）一般表现在心、肝、肾三脏，肝肾同源，肝阴亏损则水不涵木，肝风内动，筋脉挛急，故有眩晕仆倒、偏枯歪斜等症。心肾为水火之脏，水亏则火旺，心藏神，其华在面，故常见之神昏谵语、满面通红，亦多与心阳上亢有关。且心肝为母子之脏，故心肝阴亏，阳热亢盛之症，亦多合并出现。"此段所言甚为精当，且符合临床实践。一般医家对中风的病机只认为是肝阴亏损，肝阳上亢，而忽略中风的形成与心亦有关系。

（2）中风常用方的研讨

李老把治疗中风的常用方药分为六类。一为温阳补气法。用于手足厥冷，虚汗气短，二便失禁，脉象短弱。常用药为人参、黄芪、白术、茯苓、桂枝、肉桂、附片、干姜、补骨脂、菟丝子、甘草。二为养阴益血法。用于昼静夜躁，手足麻木，唇干口燥，舌质淡红，脉象浮细。常用药为当归、白芍、玄参、首乌、花粉及二至丸、六味地黄汤。三为潜阳息风法。用于头晕耳鸣，目眩，卒倒，谵语，脉浮弦，舌质红干。常用药为龙骨、牡蛎、石决明、代赭石、珍珠母、天麻、钩藤、菊花。四为豁痰开窍法。用于舌强语謇，喉间痰鸣，口角流涎，脉象弦滑，舌苔滑腻。常用药为竹茹、半夏、款冬花、川贝、瓜蒌、橘红、菖蒲、远志。五为活血通络法。用于半身不遂，一侧麻冷，口眼歪斜，语言不清，脉象细涩，舌质紫暗。常用药为补阳还五汤加牛膝、桑枝、丹参、鸡血藤、姜黄、威灵仙。六为通腑泄热法。用于大便秘结，小便黄赤，面红气粗，口唇干裂，脉洪数，苔黄干起刺。常用药为大黄、厚朴、枳实、知母、黄连、莲心、芦根。

以上六法，对初学颇有指导意义，但"阳虚中风""阳明腑实"比较少见，其他四法均常用之。我们怎样运用上列六法中的四法呢？举例如下：丁甘仁治中风，方用羚羊角、天麻、竹茹、枳壳、半夏、胆星、川贝、蒌皮、菖蒲、郁金、天竺黄、至宝丹。方中包含平肝息风、涤痰宣窍两法。张锡纯的镇肝息风汤用牛膝、赭石、龙骨、牡蛎、龟甲、白芍、玄参、天冬、川楝子、生麦芽、青蒿、甘草。方中包含僭阳镇逆、养阴柔肝两法。

（3）临床医案的研讨

①（脑溢血）王某，男，60岁。症见面红，喉间痰鸣，牙关紧闭，脉弦大，左尺重按似有似无，舌赤，舌面有滑液。起病前精神紧张，随时处于恐怖之中。素体阴虚，常有头晕少寐、耳鸣咽干等症。

【按】从脉舌症状分析，可见阴虚于下，阳亢于上。起病前精神紧张，尤为引起中风的诱因。此病肝风夹痰上僭，阻痹清窍，故宜平肝息风以治上，滋阴柔肝以治下。李老用六味地黄汤滋肾，龙、牡潜阳，白芍和血，远志、菖蒲、竹茹涤痰宣窍。骤视此方，似乎病重药轻，只要药能对证，轻灵之品常可挽救危症，此其一例也。

②（脑栓塞形成）胡某，男，成年。症见心跳快，神志不清，喃喃自语，唇缓不收，口角流涎，舌不能伸，左手不遂，脉浮细滑数。

【按】喃喃自语、唇缓不收，为中风虚象。心跳疾速、脉细数，为气阴两亏。李老用丹参、玉竹、茯神、柏子仁、远志养心宁神；竹茹、知母清热涤痰；菖蒲、钩藤宣窍息风；女贞、麦冬、白芍、牡蛎滋阴平肝。病系心肝同病，药亦双方兼顾。次诊用红人参、麦冬、玉竹、莲肉、甘草、丹参、菖蒲、柏子仁、茯苓、桑枝、花粉、白芍，偏重于益气补脾，更符合病情。

③（脑血管瘤破裂兼蛛网膜下腔出血）刘某，男，成年。病经3年之久，虽用针灸，仍未见好。症见左半身不灵活，温度减低，感觉迟钝，肌肉疼痛，口眼向右歪斜，口角流涎，言语不清，头痛，左足内翻，行走颠跛。脉弱而涩，舌质暗淡。

【按】以中医理论分析，病人属中风后遗症半身不遂。脉弱舌淡为气虚，脉涩舌暗为血瘀，其他诸症说明中风尚未痊愈。李老用王清任补阳还五汤诚为对证，但黄芪只用12g，为原方1/10，其他各药则加重分量。考《岳美中论医集》谓："观《神农本草经》黄芪主治大风。"又谓："《千金翼方》中风篇有黄芪酒，主治偏枯，又黄芪酒主治八风十二痹，皆是黄芪治瘫痪之明证。黄芪对于神经系统疾患之瘫痪麻木、肌肉消削等确有效，且大证必须从5克至50克为一日量。持久服之，其效乃显。"岳氏所言可以采取，以后再遇此病可适当加重黄芪之分量。

学术传承

川派中医药名家系列丛书

沈仲圭

　　沈仲圭乃清末名医王香岩之高徒，王香岩又是湖州名医凌晓五之高徒，凌氏系湖州医学世家，学术渊源久远，自唐迄明、清而愈盛，家富藏书，曾有《医学薪传》《饲鹤亭集方》等专著。传承图如下：

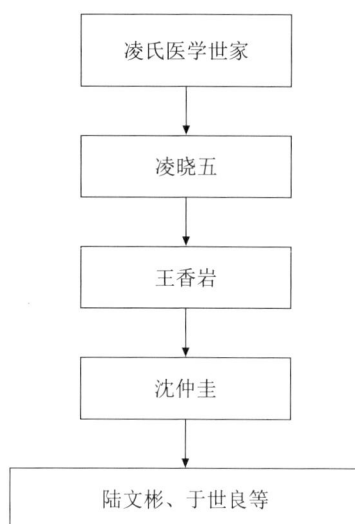

```
┌─────────────────┐
│   凌氏医学世家   │
└─────────────────┘
         │
         ▼
┌─────────────────┐
│     凌晓五       │
└─────────────────┘
         │
         ▼
┌─────────────────┐
│     王香岩       │
└─────────────────┘
         │
         ▼
┌─────────────────┐
│     沈仲圭       │
└─────────────────┘
         │
         ▼
┌─────────────────────────┐
│   陆文彬、于世良等       │
└─────────────────────────┘
```

沈仲圭简历

日期	备忘
1901.02	出生于杭州市荷花池
1918.02	拜杭州名医王香岩为师
1928—1930	上海中医专门学校任教
1930—1931	上海国医学院任教
1932—1933	上海中国医学院任教
1938—	任北碚中医院院长
1951—	参加革命工作，任重庆中医进修学校教员
1956—	于中国中医研究院广安门医院从事内科工作，并负责高干及外宾室应诊
1986	辞世

川派中医药名家系列丛书

沈仲圭

参考文献

［1］沈仲圭.鼓胀（蛊胀、单腹胀）［J］.辽宁中医杂志，1982（7）：40–41

［2］沈仲圭，彭述宪.冠心病的证治［J］.河南中医，1981（3）：33–34

［3］沈仲圭.咳嗽［J］.辽宁中医杂志，1981（4）：39–40

［4］蒲辅周，沈仲圭，高辉远.流行性乙型脑炎中医辨证施治的一般规律［J］.中医杂志，
　　1957（9）：464–468

［5］沈仲圭.略谈溃疡病疼痛的辨治［J］.中级医刊，1982（2）：22–23

［6］沈仲圭.漫谈咳喘经验方［J］.四川中医，1983（4）：7

［7］沈仲圭.漫谈咳嗽治法［J］.中医药学报，1983（5）：50–51

［8］沈仲圭.漫谈湿温治法［J］.辽宁中医杂志，1981（7）：28，33

［9］沈仲圭.漫谈食物疗法［J］.四川中医，1985（7）：12–13

［10］沈仲圭，彭述宪.慢性肺源性心脏病的证治［J］.河南中医，1982（4）：26–27

［11］袁海峰，孙彦章.老中医沈仲圭治疗肺痨精要举要［J］.天津中医杂志，1985（3）：
　　12–13

［12］马崇生.沈仲圭治疗高血压三法［J］.江苏中医杂志，1985（9）：15–16

［13］沈仲圭.肺炎证治［J］.中医杂志，1985（10）：8

［14］沈仲圭.妇科病临床处方选辑［J］.中医药学报，1985（2）：45–47

［15］沈仲圭.高血压病的中药疗法［J］.中医药学报，1980（6）：31

［16］沈仲圭.漫谈哮喘治法［J］.杏林医话，1996（2）：21

［17］沈仲圭.叶熙春治痰饮经验［J］.中医药学报，1985（1）：35–36

［18］沈仲圭.呕吐（干呕、呕逆）［J］.辽宁中医杂志，1981（8）：41–42

［19］沈仲圭.脾胃病（不能食、噫气痞满）［J］.辽宁中医杂志，1982（5）：36–38

［20］沈仲圭.哮喘（哮吼、喘息）［J］.辽宁中医杂志，1981（5）：38–39

［21］沈仲圭.支气管哮喘证治［J］.中医杂志，1984（10）：5–6

［22］沈仲圭.治肾八法［J］.四川中医，1983（1）：3–4

［23］沈仲圭.中风辨治［J］.山东中医学院学报，19844（8）：18

［24］沈仲圭.湿温治法漫谈［J］.江苏医药，1976（4）：63–64.

［25］沈仲圭.泄泻（飧泄、濡泄）［J］.辽宁中医杂志，1981（6）：16–45.

［26］沈仲圭.腰痛证治［J］.湖北中医杂志，1980（5）：14–16.

［27］沈仲圭.顾松园医镜评述［J］.江苏中医，1962（7）：30-31

［28］沈仲圭.临诊笔记［J］.上海中医药杂志，1964（7）：24-25

［29］沈仲圭.论述程钟龄治病经验［J］.江苏中医，1964（11）：31-33

［30］沈仲圭.漫谈肝胃气痛方［J］.中医药学报，1983（3）：23

［31］胡源民."肝硬化中医治疗三得"补言——兼答沈仲圭老先生《"肝硬化中医治疗三得"读后研讨》［J］.辽宁中医，1984（2）：47，28

［32］崔鹏，田甜，金淑琴.《中医经验处方集》（上卷）撷英［J］.辽宁中医药大学学报，2012（2），98-99

［33］沈仲圭.《本草害利》读后体会［J］.中医药学报，1985（2）：42-44

［34］沈仲圭.《本草害利》评述［J］.中医药学报，1986（2）：52-56

［35］沈仲圭.《非非室医话》二则［J］.湖南中医学院学报，1984（1）：52-53

［36］沈仲圭.《非非室医话》两则［J］.湖南中医学院学报，1983（4）：36-37

［37］沈仲圭.肝炎、阳痿、中心性视网膜炎治验［J］.医案医话，1976（1）：15

［38］沈仲圭.《肝硬化中医治疗三得》读后研讨［J］.湖南中医学院学报，1983（7）：27-47

［39］沈仲圭.菊人医话［J］.江苏中医，1985（12）：27-34

［40］沈仲圭."李斯炽教授治疗中风经验"读后研讨［J］.辽宁中医杂志，1985（12）：48

［41］沈仲圭.善补百岁应有余［J］.四川中医，1984（6）：5

［42］沈仲圭.《徐批临证指南医案》评述［J］.广东医学，1966（1）：35-37

［43］沈仲圭.《杨志一医论医案集》评介［J］.江西中医药，1982（4）：11-13

［44］沈仲圭.《医学从众录》评述［J］.江苏中医，1965（8）：23-26

［45］沈仲圭.《医学衷中参西录·前三期合编》评述［J］.上海中医药杂志，1963（5）：34-36

［46］沈仲圭.《重订严氏济生方》评述［J］.四川中医，1984（4）：10-11

［47］沈仲圭.陈平伯的《外感温病篇》［J］.成都中医学院学报，1979（2）：31-34

［48］沈仲圭.陈修园及其《医学从众录》［J］.中医药学报，1983（1）：27-29

［49］沈仲圭.从虚寒型高血压病谈起［J］.湖南中医学院学报，1986（1）：23

［50］沈仲圭.读《岳美中论医集》［J］.中医药学报，1994（2）：23-25

［51］沈仲圭.裴氏经验方选录［J］.四川中医，1983（6）：54-55

［52］沈仲圭，陆文彬.吴坤安先生温病救逆法研讨［J］.成都中医学院学报，19804（2）：

16-17

［53］沈仲圭.现代名医经验方集锦［J］.黑龙江中医药，1983（4）：26，35

［54］沈仲圭.薛己临床经验简述［J］.江苏中医，1962（3）：31-33

［55］沈仲圭，陆文彬.薛生白《湿热论》研讨［J］.成都中医学院学报，19808（4）：
19-22

［56］沈仲圭.薛己温补学说简述［J］.上海中医药杂志，1962（11）：5-7

［57］沈仲圭，陈永治.俞弁《续医说》述评［J］.上海中医药杂志，1985（11）：33-35

［58］沈仲圭.《伤寒论》火逆证［J］.安徽中医学院学报，1985（2）：7-9

［59］沈仲圭.读《沈绍九》评述［J］.成都中医学院学报，1983（6）：51-52

［60］沈仲圭.读《吴承忠老中医治温病经验》的体会［J］.新中医，1978（2）：50-53

［61］沈仲圭，彭述宪.甘寒补气汤的临床应用［J］.南京中医学院学报，1984（3）：26

［62］沈仲圭.对东垣脾胃学说的研讨［J］.中医药学报，1980（2）：73

［63］沈仲圭.非非室医话［J］.河南中医.1986（2）47-78

［64］沈仲圭.论陆懋修"阳明为成温之薮"［J］.中医杂志，1984（3）：4-6

［65］沈仲圭.论述程钟龄治病经验［J］.江苏中医，1964（11）：31-33

［66］沈仲圭.和彭静山同志谈石膏［J］.辽宁中医杂志，1981（8）：44-45

［67］沈仲圭.漫谈胡桃仁［J］.中医药学报，1982（3）：32-33

［68］沈仲圭.重温《金匮要略》的体会［J］.四川中医，1983（3）：7-8.

［69］陆文斌.沈仲圭治案选案［J］.山东中医学院学报，1981（2）：70-71

［70］郑金福，张洪林，王齐男.沈仲圭学术经验［J］.北京中医杂志，1989（6）：8

［71］郑金福.医案四则［J］.中医杂志，1965（3）：33-34

［72］沈仲圭.非非室医话——脘痛验方［J］.湖南中医学院学报，1994（4）：42-45

［73］沈仲圭.读《临江庐医稿》评议［J］.中医药学报，1981（4）：59-60

［74］沈仲圭.读《沈绍九医话》后研讨［J］.成都中医学院学报，19802（2）：19-20

［75］沈仲圭.范文甫学术经验专辑评述［J］.吉林中医药，1983（4）：43

［76］郑金福.医案四则［J］.中医杂志，1965（3）：33-34